JN136752

フレディ松川

絶対ボケない生活

増補改訂版

健康人新書
廣済堂出版

はじめに

二〇〇九（平成二十一）年にこの「絶対ボケない生活」を上梓してから、早いもので九年の歳月が流れた。

しかし、その年月の流れに増してもっと早かったのは、認知症患者の増え方である。

厚労省の発表によれば、二〇一二（平成二十四）年に国内の六十五歳以上の認知症の患者数は四百六十二万人（九年前には約二百万人と言われていた）であったのが、二〇二五年には約七〇〇万人、なんと六十五歳以上の五人に一人が、八十歳以上なら、二人に一人が認知症になるであろうと推計されている。

だが、私は、厚労省のこの統計はかなり甘いと思う。二〇二五年どころか、東京オリンピックが開催される二〇二〇年にも、六十五歳以上の五人に一人は認知症になるにちがいない。

その根拠は二つある。ひとつは、当然のことながら、平均寿命が相変わらず延び続けていることであり、もう一つは「認知症」への認識が広く世間に喧伝されたことによって、医師たちが「物忘れ外来」などを訪れる患者さんに対し、「認知症」と診断しやすくなったことである。

もっとも、私に言わせれば、この医師による認知症診断には「大きな問題」があるが、これは後で詳述する。

ともあれ、これからさらなる勢いで高齢化は進み、独居世帯、いわゆる「おひとり様」が激増し、それにともなって認知症が増えていくことには間違いがない。

そこで何より大事なことは、「自分は絶対に認知症にならない」、「家族に迷惑をかけない」という強い信念と、それを支えるための、認知症に対する「新しい知識」である。

この機会に、この九年間でわかった認知症に関する最新情報を織り込んだ「増補改訂版」を皆さんに届け、ひとりでも多くの人が認知症になることなく、寿命を全うされることを切に願っている。

二〇一八年一一月

フレディ松川

目次——絶対ボケない生活　増補改訂版

第2章　ここまでわかった認知症の最新情報

第3章　どこがちがう？　ボケる人、ボケない人

第4章 今日からできる「絶対ボケない生活」

第5章　もし、家族が認知症になってしまったら

編集協力／海風社
本文・図版作成／オリーブグリーン

第1章

認知症外来の午後

朝丘雪路さんも認知症だった！

二〇一八（平成三〇）年八月四日、俳優の津川雅彦さんが都内の病院で心不全のため、七十八歳で亡くなられた。

奥さんであった朝丘雪路さんが同じ年の四月二十七日に亡くなられていて、「自分より先に死んでくれてありがとう」と津川さんが言われた場面が再三、テレビの画面から流れていたことを覚えている人も多いと思う。

なぜ、津川さんがそんなことを言われたのか――。

それは、朝丘さんが重い認知症で、津川さんとしては、愛する妻、金銭的に迷惑をかけた朝丘さんを残しては、心配で死ねなかったのだと私は思う。

聞くところによれば、朝丘さんは深窓の令嬢で、子供の頃から溺愛されて育ったため、大人になっても家事一切が苦手で、「火が怖い」から料理をしない、「機械に弱いから」洗濯機や掃除機を動かせない。買い物はすべて一万円札で、引き出しには、お釣りの千円札や硬貨が山ほどあったという。

晩年、医師から認知症の診断を受けたのは二〇一三（平成二十五）年だったそうだから、五年ほど、津川さんは朝丘さんの面倒をみていたことになる。

来客に和菓子を出すと、朝丘さんは自分の皿にもあるにもかかわらず、客の皿の和菓子をパクッと食べてしまったという笑えぬエピソードも伝わっている。

津川さんは、その状況を誰にも告げることができずに、さぞ夫として大変だったであろうと思う。

「先に死んでくれてありがとう」という言葉の意味は重い。

長門裕之さんは、なぜ、認知症の妻を世間の目にさらしたのか

私は津川さんとは面識はなかったが、津川さんの兄の長門裕之さんとはお話をしたことがある。

奥さんで女優の南田洋子さんが重篤の認知症にかかり、その介護の様子がテレビで放映され、話題になったばかりの頃だった。

もちろん、私と話すのだから、認知症とその介護のあり方がテーマであった。

長門さんとお会いする前、私は最初、なぜ南田洋子さんをわざわざ世間の目にさらすの

かな、と思っていた。芸能人特有の話題づくり、悪い言葉で言えば、売名行為かなとも感じた。

事実、テレビで特別番組が放映されて以来、視聴者から、かなりの批判もあった。

かつて、スクリーンやテレビの画面で輝いていた女優さんをああいう形で再び注目させていいのか、という声も多く聞いたし、実際、新聞の投書『南田さんは放映を望んだのか』（朝日新聞・平成21・5・6）にも掲載され、話題になった。

しかし、長門さんと話してみると、少しずつではあったが、私には長門さんの気持ちがわかるようになった。

長門さんは俳優としてではなく、夫として、あの放映をやるべきだったと言うのである。その心の奥底にあったのは、「妻に大変に迷惑をかけた」という自戒の念だったと言う。南田さんには長い間、長門さんの父親の介護に携わってもらっていた。さらには、長門さんのスキャンダルをはじめ、さまざまなことでも、これまで迷惑をかけてきてしまった。

いつか、その恩返しをしなければならないと、長門さんは思っていた。

その妻が、ある時から認知症になった。

済まない、申し訳がない……。

長門さんは、認知症になった南田さんのあどけない童女のような笑顔を見るたびに、心からそう思ったと、私につらい心情を吐露してくれた。

私が思うに、長門さんは自分の親の介護ばかりか、自分のことでも迷惑をかけた最愛の妻を、このまま終わらせるわけにはいかないという「良心」から、ああいう形での放映を選んだ。だから、あの番組は、長門さんなりのひとつの感謝と懺悔《ざんげ》の「表現」だったのではないだろうか。

さらに、話を詳しく聞いているうちに、自分の人生の晩年になって、「妻の介護」を残りの人生の中心におこうという長門さんの、気持ちが伝わってきた。

そうすると、「それまでのものの見方が変わった」と、長門さんは言った。

たしかにそうだろうと思う。

多くのサラリーマンもそうだと思う。若いうちは、そんなことを考えないが、年をとると、家族が一番大切な存在になってくる。

定年になる前は「会社」がすべてだった。「仕事」が生きがいだった。そのためには、家庭を犠牲にすることは当たり前のことだった。

ところが定年になったとたん、すべてのことに対して最優先だったはずの会社も仕事も否応なく奪われる。そうなれば、物の見方が変わらないほうがおかしい。

いままでの自分ではいけない。新しい生き方をしなければならない。定年になった人たちの多くが、そう思ったにちがいない。そして、六十歳を契機に新しい人生をはじめようとする。できれば、妻や家族に恩返しをしたい……。

俳優という、依頼さえあれば一生できる仕事をしていた分、長門さんはそのことに気がつくのが遅かったのかもしれない。

俳優としての依頼も激減してきた。年もとってきた。気がつけば、妻がボケていた。

そうした現実を前にして、長門さんは、はじめて自分のこれまでの生き方を反省し、妻の介護に残りの人生の時間をすべてあてようと決心した、その決意表明があのテレビの特番だったのである。

南田さんは、いきなりボケたのではない！

長門さんは、私にこんな話をしてくれた。

「先生、介護をしていると、いろいろなことがわかるんです。『こうしてあげると、洋子が気分がよさそうだ』とか、『昔話をすると、少し反応があった』とか、僕のなかで小さな楽しみを発見できるんです。その発見が、また僕を介護に向かわせるんですよ」

これは、実際、介護に携わっている人たちの気持ちと同じだ。

私の病院でもそうだが、看護師やヘルパーの人たちは、実は、こうした小さな楽しみがあるから日常の大変な仕事に従事できるのである。

人には、人を喜ばせたい、人の役に立ちたいという願望がある。しかし、会社員として、組織の一員として歯車のように働いていると、そうした小さな願望さえも捨てなければ生きていけないのが実情なのだろう。

少しでも利益を追求することを目的に働く、いわゆる競争社会に比べて、介護という仕事は、ひとりひとりを相手にしているだけに、たとえ、報酬は報われなくても、その「人のために役立ちたい」という願望を充たしてくれるのではないかと思う。

実際、私の病院での看護師やヘルパーたちの仕事ぶりを見ていると、思わず頭が下がる時があるほどだ。

私自身も巡回で病室をまわった時、患者さんの家族から「先生がいらっしゃると、おばあちゃんがふだん見せたことのない笑顔を見せるんですよ」と言われることがうれしかったし、私が顔を見せることで人の役に立っていることを実感することがよくあった。

その意味でも、「介護に小さな楽しみを見つけた」と話す長門さんからも、決して売名行為ではなく、いかに真剣に南田さんの介護に携わっているかが見てとれた。

しかし、それにしても、なぜ南田さんは認知症になってしまったのだろうか。

私はその原因を探るべく、次のような質問をした。

「お元気だった頃、南田さんに、いまにして思えばという、なんかおかしな兆候はなかったでしょうか」

長門さんは、少し首をかしげながら、「そう言えば……」とこんなことを話してくれた。

ある時、長門さんが家を出てしばらくすると、南田さんが「あなた、忘れ物よ」と叫びながら、裸足で家から飛び出してきたそうだ。

そんなことは、かつてなかった。

「なんだ、お前、裸足じゃないか」

「あら、ホント」

その時は、よほどあわてていたのだろう、と思っていたが、それから次第に様子が変わり、今度は外に出なくなり、やがて、家にこもりっぱなしになったと言う。

その間、長門さんは撮影で忙しく、家に帰れない日々も続いたので、南田さんのことを放っておいてしまった。

よく考えてみれば、どんなにあわてていても、玄関から外に出る時に裸足で出ることはないだろう。まして、南田さんは、人に見られることが身についた女優さんだ。

私は、きっとその前から、南田さんには「ボケる前のある兆候」が頻繁に起こっていたのではないかと推察する。そのことに、長門さんが多忙ゆえに気がつかなかったのである。

「いまにして思えば、あの時……」

これは、南田さんにかぎらず、私の認知症外来を訪れる多くの人が言う言葉である。

後悔、先に立たず。

その「あの時」を放っておいたがために、ボケはみるみる進行し、手に負えない認知症へと進んでいった人が無数にいるのだ。

つまり、**アルツハイマー型認知症の場合、人は「突然ボケるのではない」**ということである。

ボケる前に、「あれ?」というおかしなことが必ずと言っていいほど、起こっているということだ。そのボケのサインにいかに気づくか、これが家族にとって、とても大切なことなのだ。

好きなことをしなくなった。性格が変わったような気がする。外に出なくなった。一日じゅうボンヤリしている。なにかいつも探し物をしている……。

まだまだ、初期症状はたくさんある。

こうした認知症の初期症状を知り、その対処法さえ間違えなければ、多少ボケていたとしても、「かわいい」おじいちゃんやおばあちゃんでいられれ、むしろ、家族から愛された晩年を過ごせるかもしれない。

しかし、そのサインが届かないために、放置され、家族に地獄の苦しみを味わわせることになってしまうことになる。

この差は、いかに大きいか。

それがボケたお年寄りを抱える多くの家族が発する「いまにして思えば……」という言葉なのである。

このボケの初期症状に関しては、あとの章で詳しく述べるが、南田さんにもそうした症状があったことが、長門さんとの対談でよくわかった。

また、私に言わせていただけるならば、「南田洋子さんという大女優がボケた」というあの特別番組によって多くの視聴者が、「認知症の恐ろしさ」を知り、ボケないためにはどうしたらいいのか、という認知症への強い関心を持ってくれたことには間違いはない。

その意味では、多くの認知症患者と接している私は、長門さんの勇気に感謝したいと思う。

清水由貴子さんの「死」も忘れてはいけない

あれは、それまで午前中の「内科外来」のなかで診療していた認知症を、午後からの「認知症外来」に移して間もなくのことだった。

突然、元タレントの清水由貴子さんが静岡県の霊園で自殺したというニュースが伝えられた（平成21・4・21）。

私は、清水由貴子さんとはかつてテレビの番組でいっしょに出演したこともあったので、テレビのニュースに驚いた。

アナウンサーは淡々と「事件」のあらましを次のように語っていた。

「オーディション番組『スター誕生！』出身で、『お元気ですか』のヒットで知られる元タレントの清水由貴子さんが四月二十一日、午後一時半ごろ、静岡県小山町の富士霊園で硫化水素を吸い、自殺していたのが見つかりました。清水さんは四十九歳でした」

霊園の職員が現場で黒いポリ袋をかぶり、すでに死亡していた清水さんを父親の墓の前で発見。傍らには、車イスに乗った母親がいましたが、意識があり、母親には命に別条がないようです……。

あとで、新聞などで知ったところによると、「迷惑をかけてすみません」、「消防署に知らせてください」と大きな字で書かれた紙が二枚見つかったという。

そして、清水さんの自殺の原因が「認知症の母の介護に疲れた」結果だったいうこともわかってきた。しかも、最初は母子心中を試みようとしたらしい。でも、やさしい清水さんには、それができなかった。

あの明るい清水さんが、どうしてそこまで追い込まれてしまったのか。

清水さんは責任感が強すぎたのだ。

娘がお墓の前で死んでいるのに、ただ黙って車イスに座っていたというお母さんは、誰が見てもおかしい。まさに、完全な認知症である。そんな母親を二十四時間、ずっとひとりで介護できるわけがない。

それなのに、清水さんは、ひとりでそのすべてを背負った。一度でも、そうした状態の家族を介護した方ならわかるが、二十四時間の介護は絶対と言っていいほど、できない。しかも、それが果てしなく続くとなれば、介護者のほうが心身ともに困憊《こんぱい》してしまうのは、火を見るより明らかだ。

施設に入ってもらうなり、自宅で介護するなら、ケアマネージャーと相談し、ヘルパーなどと交替で介護しなければ、介護する側が間違いなくおかしくなる。実際、これまでにも、そんな例は、いくつも見ている。

いっしょに心中した親子、親の首を絞めた息子……こうした悲惨な結末は、すべて介護を自分ひとりで引き受けた結果、起こってしまった悲劇である。

私の友人の女性も、必死で母親の介護をしているが、いつ、心が折れるかわからない、と久しぶりの電話で話してくれた。私はとても彼女に「がんばれ！」などとは言えない。

ただ、「大変だね。何か、僕にできることがあったら言って」としか言えなかった。

認知症の介護は、決してひとりで引き受けてはいけない――。でも、ひとりで背負って

いる人は、数かぎりなくいる。

百人いれば、百人とも事情がちがう。

清水さんの死は、改めて私たちにこのことを教えてくれた。

認知症の権威が、認知症になった！

さらに驚いたのは、認知症の権威と呼ばれた長谷川和夫先生が新聞に自らも認知症であることを公表なさったことである。

長谷川先生と言えば、認知症に携わる多くの医師が使用した「長谷川式簡易知能評価スケール」（通称・長谷川式テスト）を制作した認知症医療の第一人者で、患者さんの認知症の程度を測ることで一般に知られている「100引く7は？　そこからまた7を引くと？」は、長谷川先生が創案したこのスケールのひとつの方法である。

そんな先生が、なぜ認知症になったのか。

のちに公表された先生の話によると、最初の症状はこうだったそうだ。

それは、ある日突然、「自分が話したことを忘れてしまう」ことから始まったという。

頭の中で、「この話は確か、いま話したと思うのだけれど、いや、話していない気もする」と、一種の葛藤が生まれ始めたという。

そして、しばらくすると、今度は「昨日は、何月何日だとはっきりとわかっていたが、今日はまったくわからなくなった」ということが時々起こったそうだ。さらに、こんなことも先生に追い打ちをかけた。

先生は自宅を出る時に鍵を閉めたのだが、しばらくすると、頭の中で「鍵をかけてきたか」非常に不安になり、来た道を戻った。これが一度や二度なら私たちにもあることだが、ひどい時は、一度自分ではしっかりと確認したにもかかわらず、何度も何度も確認に戻ったそうだ。

ここまで来て、先生は「おかしい」と思い、大変にご立派なことに、恥を忍ぶことなく当たり前のように、ご自分の教え子の診察を仰ぎ、「嗜銀顆粒《しぎんかりゅう》認知症」と診断されたという。この「嗜銀顆粒認知症」とは、八十代以上の人に起こりやすい記憶障害で、全認知症の五〜十パーセントを占めると言われている。

症状は、やや怒りやすくなるという特徴以外、一般のアルツハイマー型認知症とほとんど同じで、その差はわかりにくい。

長谷川先生もまもなく卒寿を迎えられる高齢なので、たとえ認知症の権威でも「忍びよる年齢には勝てなかった」というところかもしれない。

それにしても、あの長谷川先生まで認知症に――。

この私も将来のことはわからないので、『フレディの遺言――もし僕が認知症になったら』(朝日新聞出版刊)をすでに出しているくらいだから、認知症の医師だから認知症にならない保証などない、ということである。

東大の医学部を首席で卒業した医学部教授が、晩年認知症になったという話も事実である。

「どんなに立派な学歴も経歴も業績も、認知症から自分を守ってはくれない」という典型的な例である。

認知症外来に来る患者さんの三つのタイプ

私の認知症外来は、一日四人限定。予約制だ。

高齢化社会のせいか、予約は次々と入る。診察は、だいたいひとり四十分程度。ゆっくり話を聞かなければ、正しい診療ができないので、十分な時間を取ることにしている。

だが、家族が認知症の疑いがあるお父さんやお母さんを私の病院に診察に連れてくるのは、かなりむずかしいらしい。

特に、痛いところもつらいこともないのに、無理やり病院に連れて行こうとするのだから、嫌がるお年寄りも多いのは当然だ。

まして、認知症かどうか検査するなどとはっきり言ったら、誰だって「行きたくない」と言うのに決まっている。

だから、私は相談を受けると、「私はお年寄りの体全体について診てくれる先生だというこ とにしていらっしゃい」と答えることにしている。

大病院でも、「物忘れ外来」などと、診療科の名前に工夫しているのもそのためである。

家族に連れられて私の認知症外来に見える患者さんを大きく分けると、次の三種類だ。
(1)認知症になっていないことを確認したい人。
(2)認知症であることは診察中にわかるけれど、本人にまったく自覚がなく、信じようとしないので家族を困らせている人。
(3)かかりつけ医にかかって、薬をたくさん飲んでいるのだが、このままでいいのか知りたい人。かかりつけ医の言っていることを確認したい人（セカンド・オピニオン）。

(1)の場合は、意外にも、ボケていない人が多くやってくる。

それだけ、認知症が心配なのだろう。でも、そのくらいの注意があれば、かなりボケから身を守れると思う。

「大丈夫です。あなたの話を聞いたかぎりでは、単なる老化現象で、ボケ、いわゆる認知症ではないですから、いまのところ安心です。特にテストをする必要もないでしょう。でも、いつ、ボケるかわかりませんから、ボーッとしてちゃダメですよ」

そう言うと、安心して帰っていく。

「え、こんなに安いんですか？」

診察料も二百数十円。特に薬を出すわけでもないし、保険がきくから、そんなものだが、多くの人が相談内容の重大さに比べて、その金額の少なさに驚いて帰って行く。

ちなみに、私が「この人はボケていない」と診断する基準を、次に書いておこう。

「物忘れ」と認知症のちがいは、ここでわかる！

(1)でよく相談をされるのは、「最近、物忘れが激しいんですが、大丈夫でしょうか」というものである。

たとえば、こんなケースがある。

町を歩いていたら、顔見知りの人に「こんにちは」と会釈をされた。こちらも「こんにちは」と答えたが、その人が誰だかまったく思い出せないというのだ。

「これまでにも、よくそんなことがありましたか」

「ええ、よくあるんです」

「あとで、その人の名前を思い出しましたか」

「それで、しばらく考えてもわからないので放っておいたら、翌日、何かの拍子に、ああ、近所の商店主だったことを思い出しました」

これは、私たちもよく経験するケースだ。

パーティに行くと、向こうからニコニコ笑いながら近寄ってくる人がいる。見たことはあるのだが、誰だったか思い出せない。相手は明らかに自分を知っていて、親しそうに話しかけられ、困惑した体験をお持ちの人も少なくあるまい。

適当な会話をしながら、「えーと、この人、誰だったっけ？」とグルグル頭は回転しているといった状態――、思い出そうと「いま、どこにいるの？」と聞けば、「前と同じです」などと答えられた時など、実に気持ち悪いものである。

それで、一週間後、電話帳を見たとたんに、「なんだ、薬品メーカーのかつての担当者じゃないか」ということをふと思い出したりしたことがある。

このような時、**認知症かそうでないかの基準は、その人が自分と特別な関係であるかどうかで決まる。**先の、あとで思い出したら近所の商店主だったという例で言えば、顔は覚えていても名前までは覚えていない、その程度の知り合いなのだから、単なる「物忘れ」で片づけていいのだ。

ところが、これが特別な関係、つまり、自分の息子や孫だったら大変だということである。言い換えれば、「あいさつはしたけれど、あの人、誰だったかな」と思うことは、多くの場合は、単なる「物忘れ」だと言っていいということだ。

また、こんな相談もあった。

お母さんがスーパーに買い物に出かけたが、買ってくるべきものをよく忘れて、再び買いに行くことが多くなった。認知症のはじまりではないかという相談だ。

そのお母さんには、こういう質問を投げかけた。

「よく同じものを買ってきて、冷蔵庫がその同じ食品でいっぱいになることはありませんか」

「それはないですね」

「では、スーパーで『私、ここに何をしに来たのか』わからなくなったことは？」

「それもありません」

「じゃあ、問題ありませんよ。それは、単なる物忘れですから」

私は、この場合も「認知症の疑いは少ない」と答えている。

なぜなら、年をとれば当然、記憶力が低下してくる。若い頃に比べれば、はるかに物覚えが悪くなってくるのは当然だ。

「あれ、どうしたっけ」とか、「あれ、えーと、あれ、あれ」というのは、よく見受けられることで、これは単なる老化により、記憶力が衰えただけのことだからだ。

だから、この場合でも、スーパーに買い物に行ったのはいいが、スーパーまで来て、「いま、私は何をしようとしているのか」、「ここはどこなのか」、あるいは「同じものを何度も買ってくる」、「帰り道がわからなくなった」としたら、認知症の疑いがあるが、それ以外は、単なる「物忘れ」だから心配ない、ということなのである。

よく話を聞いていないと、ボケているのがわからない人もいる

認知症外来を続けてよかったと思われることのひとつに、「隠れボケ」を発見する方法が見つかったことである。

こんなことがあった。

ある夏の日の午後、ひとりのおばあちゃんが娘さんに連れられて、やってきた。清潔な衣裳を身にまとい、若い頃はさぞきれいだっただろうと思われる、とても品のよいお年寄りだった。

おばあちゃんは、「自分は決してボケていない」と信じている。

だから、私の診察を受けさせるにも、娘さんは大変だったらしい。「これからずっと元気でいるために、どんなことに注意すればいいか、先生に聞いてみましょう」と娘に言われても、半分は信用していない様子だった。

「どうですか、体の調子は」

「はい、元気ですよ」

「ああ、そう。よかった。娘さんがとても心配していましたよ」

「この娘、ちょっと心配症なんですよ」

会話もスムーズで、ごく普通だった。

「そうですか。じゃあ、お元気なら、最近、旅行に行ったりしましたか」

「ええ、行きましたよ。箱根とか、熱海とか」

ふと、おばあちゃんの後ろを見ると、娘さんが大きく首を横に振っている。

「箱根は、どこに行ったんですか」

私はかまわず質問を続けた。

「小涌園に行きましてね、そのあと、芦ノ湖で船に乗りました」

娘さんは、激しく首を横に振っている。しかし、おばあちゃんの話にはまったく矛盾がない。いかにも楽しそうに話している。

「誰と行ったんですか」

「孫が車で案内してくれましてね、ですから、とても楽でしたよ」

「そうですか。それはよかったですねえ」

「お孫さんはおいくつですか」

「さあ、いくつでしょうね。二十歳は過ぎてますよ。旅館でビールを飲みましたからね。二十歳ちょっと過ぎたくらいじゃないですか」

そこまで聞いて、私は「これは作り話だな」と判断した。

認知症の患者さんのなかには、医師に見破られないように、きちんと筋道の通った話のできる「作話能力」の持ち主がいると、これまで言われてきたが、ここまで見事な作話能力を発揮したお年寄りに私は、この時、はじめて会った。

なぜなら、この上品そうなおばあちゃんに、そのあと「時計テスト」をさせてみたら、まさに完全な認知症だったからである（P37参照）。

「時計テスト」というのは、部屋にかかっている時計を見ながら、そのまま紙に写すテストである。

丸を描き、それを適当に十二等分して、そこに長針と短針で現在の時間を示すだけの、幼稚園児でも簡単にできるお絵描きテストだ。

ところが、このおばあちゃん、「いま何時か」もわからないどころか、時計の絵も描けず、

認知症判定テスト

壁にかかっている時計を描いてもらうと……

健常者は——

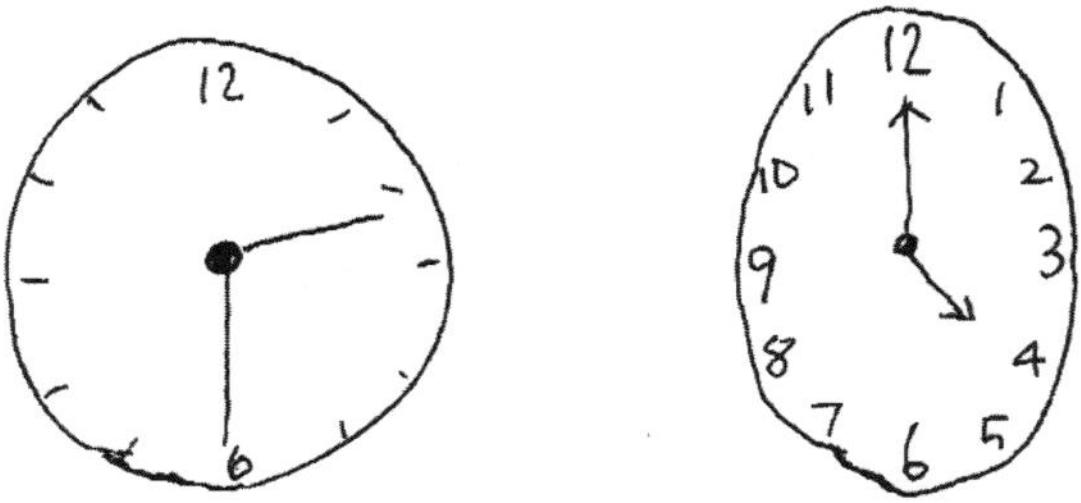

与えられた紙の中央に、ごく普通に大きく描く。

認知症の疑いのある人は——

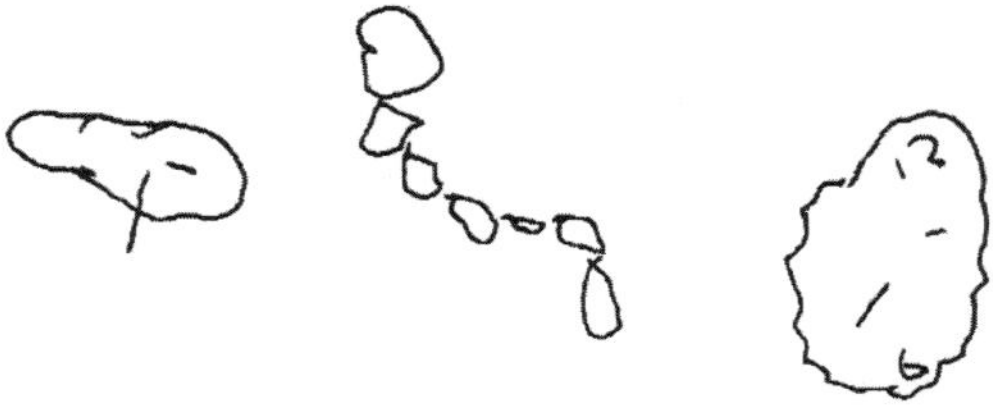

紙の端に小さく、しかも円も楕円形もうまく描けない。

小さな丸を数珠《じゅず》のようにつなげて描いたのには驚いた。いま、ここにあることすら認知できない、完全な認知症であった。

「はい、おばあちゃん、今日の診察はおしまいです。ちょっと娘さんとお話をしたいんで、おばあちゃん、先に出ていてくれませんか」

私がそう言うと、おばあちゃん、こんなことを言ったのが印象的だった。

「あら、私をお抜かしで、何を話そうっていうんですか」

娘さんに聞けば、このおばあちゃん、予想通り、話を聞いただけでは決してボケているようには見えないほど、しっかりと話すが、その内容はウソであることが多いそうだ。

先の箱根の話も、ここ十数年、行ったこともないし、ふだんは家に閉じこもりがちなのだそうだ。

それにしても、決してボケたとは思わせない見事な「作話能力」である。

もし、認知症外来の診察時間が四十分もなかったら、私は、この患者さんをきっと「ボケていない」と診断したかもしれなかった。

こんな「隠れボケ」の患者さんがいることを、私はこの日、はじめて知ったのである。

薬をやめさせたら、ボケが治った！

それから一週間後、ひとりのおじいちゃんが娘さんとやってきた。

聞けば、病院は退院したものの、認知症の症状があまりにもひどいので、家族に家に戻ることを拒否されていると言う。

たしかに、朦朧《もうろう》として、話すこともはっきりしない。そのうえ、気に食わないことがあると、家族には大きな声を出すという。面倒をみてくれる家族が怖がるようでは、たしかに家庭での介護はむずかしいかもしれない。

しかし、だからと言って、施設でもそう簡単に受け入れてくれそうにもない。

そこで困った家族は、私の認知症外来に駆け込んできたのであった。

話してみて、最初にわかったことは、大声の原因は耳が遠いことである。耳が遠いと突然、大きな声を出すから、家族は怖がってしまうのだ。

娘さんは、話を続ける。

「夕方になると、特におかしなことを言いはじめるんです」

夕方に？　薬によっては、夕方に「せん妄」（おかしなことを言い出すこと）を起こすこともある。

私は、娘さんに、ふと、病院でどんな薬を飲んでいたか、聞いてみた。

すると、さまざまな薬の名前があがった。

血圧降下剤、抗うつ剤、頻尿止めの薬、胃薬、心臓強化薬、高脂血症治療用の薬、それに催眠剤……。

私は驚いた。毎日、これだけの薬を服用すればどんな事態になるか、かかりつけの医師も知っているはずなのに、次々と訴える患者の症状に合わせて、ただやみくもに処方していたとしか思えなかった。

しかし、患者さんは医師に文句は言えない。それで、私にセカンド・オピニオンを求めることも多いのである。

私は、娘さんに断って、いったんこれらの薬の服用をすべてやめてみることをすすめた。

「そんなことをして、大丈夫ですか」

「ええ、何かあったら、私が処置しますから」

すべての薬をいったんやめてみて、もし、どこかが不調なら、もう一度、体調に合わせて飲む薬を決めればいいからだ。

家に戻れないのであれば、しばらく、私の知り合いの施設に入ってもらうことを了承してもらった。

すると、どうだろう。一週間も経たないうちに、八十代のそのお年寄りは元気を取り戻し、認知症の症状も見事に消えたのである。

もちろん、薬はいまは何も必要ない。血圧が少し高いので、血圧降下剤はいずれ飲んでいただこうとは思っているが、とにかくこのおじいちゃんの認知症に似た症状は、すべて薬のせいだということがわかったのだ。

ただ、家に戻ることはなかった。

なぜなら、家に戻れば、また、家族に当たり散らす可能性が残る。ボケに似た症状が出なくなっても、年をとってからでは、そうした性格は治らないからである。

トマトから学んだ認知症予防

最近、私のところに「患者さんにすすめてもらえませんか」と、さまざまな健康食品の売り込みがある。

医薬品とちがって、健康食品は、基本的に効果もあまり期待できないかわりに、害もないと言われている。だから、本来なら、別にどうでもいいのだが、この頃とても気になることがある。

それは、健康食品に含まれている栄養素の量である。ビタミンC一〇〇〇ミリ配合とか、とてつもない量が食品に含まれていたりする。宣伝効果を狙っての増量だろうが、人間、毎日、そんなにビタミンCは必要ない。

それを吸収し、分解し、さらには排泄する内臓だって、ほとんど不要なもののために働かなければならない。

それより、もっと重要な害が、健康食品にはある。

それは、各種の栄養を健康食品によって補強してしまうと、そういう栄養素を吸収すべき内臓機能が働かなくなってしまう。寝たきりになってしまうと歩けなくなるのは、筋肉が「もう使わないのだろう」とその機能を衰えさせてしまうからだ。

トマトも、そうだ。

私は自分で料理をするので、ソースのもとになるトマトについては詳しい。

水分が多く含まれている地質に植えられたトマトは、水分を楽に吸収できる。ところがあまり地質がよくない畑に植えられたトマトは、必死で根を伸ばして、水分を求める。

どちらが、甘くておいしいトマトができるか。後者である。言い方はおかしいかもしれないが、楽して育ったトマトと苦労したトマトでは、明らかに苦労したトマトのほうが甘いのである。

なぜ、そんなことを書いたか。

実は、認知症も同じ論理だからである。

たとえば、朝、散歩をする。そうすると、脳に血流がまわる。ところが、散歩をしなければ、脳はその分、働かない。

散歩、新聞を読む、料理をする……。

Ⅳ章で詳しく述べる「絶対ボケない生活」は、この習慣をつけておけば、脳に多量に血液が循環するということを言いたいのだ。いわば、血流を増やすことを目的とした、認知症予防のための「作業療法」だということだ。

何もせず、何も考えない生活を長く送ると、脳がなにもしなくてもいい、何も考えなくてもいい、と動かなくなってしまう。動かないだけならいいが、歩かない足の筋肉が衰えるように、脳は委縮する。そして、認知症を発症するというわけだ。

完熟のトマトになるか、スカスカのトマトになってしまうか、それはあなた自身の脳の鍛え方で決まる。

あなたが実りのある人生を送れるかどうかは、これからの脳の使い方しだいだということを、トマトが私に教えてくれたのである。

認知症外来問診表を作ってみた!

午後からの本格的な認知症外来をはじめてから、気がついたことがあった。

それは、私の診察に合った「問診表」が必要だということである(左・図参照)。

他の病気とちがって、認知症の場合には、患者さんとの「対話」そのものが診断の基準になるだけに、前もって、患者さんを連れてきた家族に書いておいてもらえば、より適切な質問がしやすくなるからである。

それにしても、どんな内容にしたらいいか、私なりに熟慮し、「受診動機」をまず最初に書いてもらうことに重きを置いた。

しかし、「受診動機」とだけあっても、患者さんの家族はさぞ書きにくいだろうと考え、「困

認知症外来の問診表（湘南長寿園病院）

[認知症外来問診表]　　No.

ふりかな
氏名　　才　男・女　生年月日（明・大・昭）　年　月　日生

受診動機
・困っていること
・知りたいこと

1.家族・同居者　　（キーパーソン）

2.出身地

3長い間育った（住んだ）場所

4.今までにかかった病気

5.現在通院している病院、医院　　（現在飲んでいる薬）

6.性格

7.趣味、興味のあること

8.職業

9.その他

[処　方]　有・無　　[検　査]　有・無

次回受診予定

2009.7　湘南長寿園病院

っていること」、「知りたいこと」の欄を設け、家族が「なぜ、今日、認知症外来にやってきたのか」その目的を書いておいてもらうようにした。

これは、我ながらよかったと思う。

なぜなら、そこには「認知症」に関する家族のさまざまな「悩み」が書き記され、世の中の縮図が見えるからである。

ちなみに、「困っていること」には、守秘義務があるため、正確には書けないが、こんなようなことが書かれていた。

【困っていること】

・最近、物忘れがひどい。認知症ではないか。
・父が同じことを何度も聞く、同じ話を何度もする。
・母がいつも何かを探している。
・夫がなんだか毎日、ボンヤリしている。
・妻が好きなことをしなくなった。
・母の得意料理の味付けが変わった。

・父が催眠剤を飲んでも、よく眠れないと言う。
・きれい好きだった母がお風呂に入りたがらなくなった。
・妻がおしゃれに無頓着になった。
・母の性格が変わったような気がする。
・父が徘徊しはじめた。
・母が病院を来月、出されることになった。
・父が「家に帰る」と言ってきかない。
・認知症の母を置いて、働きに出られない。

[知りたいこと]

・ほかの病気はないのですが、認知症だけでは入院できないのですか。
・父が薬をたくさん飲んでいますが、こんなに飲んでも大丈夫なのでしょうか。
・認知症によく効く薬はありませんか。
・家で介護をすることになったのですが、どうしたらいいでしょうか。

家族のこうした悩みを実際、問診表を通してこの目で見るたびに、やはり、この「受診動機」の欄を設けてよかったと、まず思った。

なぜなら、この答えのなかに、すでに結論がかなり出ているからである。

たとえば、「同じ話を何度もする」、「何かを探している」や、「好きなことをしなくなった」あるいは、「風呂に入らない」、「性格が変わったような気がする」というのは、すでにボケの初期の症状だからだ。

まして、「徘徊する」は、すでに認知症になってしまっている。

したがって、その前提で、患者さんと向き合い、どの程度の進行か、その進み具合を見ることに重点を置いた診察をすればいいということである。

私の場合、認知症を、軽度、中度、重度と三段階に分けている。したがって、本人と話したり、簡単なテストをしたりしながら、その「程度」を調べ、家族に「どう対処したらいいか」指導しているのである。

診察時間はひとり当たり、平均して四〇分。

指導方法はそれぞれさまざまだが、患者さんに外に出て待っていただいている間に、家族に対して、私は口で言うだけでなく、処方箋《せん》のかわりに簡単なメモを必ず渡すことにしている。

たとえば、「お母さんは、ボケの入口にたたずんでいます。いまが大切なんです」と言って、次のメモを渡す。

・決して怒ったり、どなったりしないこと。
・お母さんの気持ちになってあげること。
・なるべく、いっしょに外出してあげること。

もちろん、注意すべきことは、まだたくさんある。だが、一度にいろいろなことを言っても混乱するだけだから、まず「三つの約束」を家族と交わすのだ。

その約束が守られていれば、次回の診察まで大丈夫だからである。

そして、「このぐらいなことなら、できるでしょう。また、何かありましたら、いつでも相談に来ていいですからね」と言う。

そうすると、多くの家族が安心して帰って行く。その年老いた母親の手を引いて帰る娘さんの後ろ姿を見ながら、おばあちゃんがこれ以上進行しないことを祈るばかりだ。

認知症、いわゆるボケは進行性の病気で、いったん踏み込むと、よほどのことがないかぎり、元に戻ることはない。だから、初期の段階であれば、それ以上進行しないことが一番なのだ。

そして、認知症初期のまま、日常生活に支障さえなければ、それでいいのである。

実は、認知症を軽度から中度、中度から重度へとどんどん進行させてしまうのは、すべて家族の対応の拙《つたな》さが原因である。

怒れば怒るほど、その進行の度合いが速くなるのが認知症の最大の特徴である。

家族には、それまでの経験や体験がないのだからやむを得ないが、多くの人たちが認知症の初期の段階でその対応に失敗し、父を、母を、夫を、妻を重度の認知症に陥れてしまっているのが現状だろう。

私の診察室は、その意味でも、認知症の診察や検査よりも大切な、認知症の患者を持つ「家族の相談室」なのかもしれない。

私に何か認知症に関する相談ごとがあったら、遠慮なく、いつでも予約を取ってやってきてほしい。

第2章

ここまでわかった認知症の最新情報

認知症の定義

さて、ここからが本題である。

そもそも、認知症とは、いったいどんな病気なのか。

これは、人によって、さまざまな説明の方法があるだろうが、「私ならこう書く」とお断りしたうえで、ここで認知症の定義を記しておこう。

認知症とは、「粗大なる記憶障害」により、自分が行った行為自体をすぐに忘れてしまったり、「見当識」を失い、自分の目の前の相手が誰だか、いま何月何日か、さらには自分がいまいる場所すらわからない状況を言い、やがて、徘徊をはじめとする通常の一般的な社会生活を営めない状態になる「進行性」の病気である。

この「粗大なる記憶障害」というのは、単なる物忘れや置き忘れとは根本的にちがい、たとえば、いま食べたことを忘れてしまったり、五分前に入浴したことを忘れるという、普通の人間なら決して起きることのない記憶障害である。

「ごはん、まだかねえ」

「何言ってるのよ、いま、食べたばかりでしょ！」

わかりやすく言えば、この時に「粗大なる記憶障害」が起こっているわけである。「粗大なる」という言葉がわかりにくければ、「大きな」に換えてもいいし、「まさかと思われる」にしてもいい。

つまり、「粗大なる記憶障害」とは、「通常、信じられない記憶障害」のことだ。

また、「見当識」というのは、覚えようとしなくても理解している記憶のことで、たとえば、普通の人間であれば、いまが朝か夜か、季節は春か秋か、目の前にいる人が家族かそうでないかなど、いちいち確認しなくとも理解できる。

そうした無意識の記憶を「見当識」というのだが、これを失ってしまうのが認知症である。

「あんた、誰だったかねえ」

「ふざけないでよ、あんたの娘でしょ！」

そんな会話が聞こえてくるのは、「失見当識」のせいである。

さらに、ここで、もう一度、先の認知症の定義を見ていただきたい。

私がこの定義のなかで、あなたに切に訴えたいのは、最後の一行。認知症が「進行性」の病気であるということだ。

あえて残酷なことを言えば、いま、ごはんを食べたことを忘れて何度、食べようと、また娘の顔がわからなくてもかまわないのだが、これだけで終わらないのが認知症の怖さなのだ。

認知症が進行すれば、日常生活がより深刻な事態に陥ってしまうからである。

部屋のなかでしてしまった大便を部屋じゅうに塗りたくる。被害妄想が起こり、嫁を泥棒扱いにする。夜中に徘徊して、警察の厄介になる。家族の間で、誰が面倒をみるかで険悪になる。介護のために、会社を退職する。ひとりで面倒をみようとすれば、先の清水由貴子さんのようにならないともかぎらない。

こうなった時が大変なのは、いま、認知症の人を抱えている家族、かつて家族の認知症で苦労した人たち、さらにはヘルパーさんたちが一番よく知っている。

つまり、認知症がガンなどの他の病気と根本的にちがうところは、病気が進行することによって、他人に心身ともに多大な迷惑をかけるということである。しかも、それはゴールのないマラソンのように、果てしなく続く……。

認知症は、決して、単なる病気のひとつではないのだ。家族崩壊にまでつながる、しかも、いつ自分がなるかもしれない恐怖の病でもある。

だから、家族にそうした患者を出してもいけないし、自分も絶対にボケてはいけない。どうしたら、ボケないか、万一、ボケはじめたら、どこでストップさせるか、その時その時の対応が大切なのである。

私が「進行性」という部分にこだわった理由がおわかりになっただろうか。

認知症の種類

次に、認知症に対する知識をもう少し深めてもらうために、認知症の種類についても記しておく。

認知症には、脳血管性認知症、アルツハイマー型認知症、レビー小体型認知症、前頭・側頭葉型認知症などがある。前者二種類の認知症で全体の七割から八割を占めるが、参考までに、それぞれの認知症について簡単に説明しておこう。

◆脳血管性認知症

脳梗塞や脳出血などの脳血管障害によって引き起こされた認知症で、発作を繰り返すたびに段階的に進行する。主な症状としては、精神的に不安定になり、ささいなことに泣いたり怒ったりすることが多いが、人格はある程度保たれている。

◆アルツハイマー型認知症

いわゆる「ボケ」と呼ばれる認知症。かつては、老人性痴呆症とも呼ばれた。脳細胞が変性したり、消失した結果、脳に変化が起こり、神経細胞、記憶中枢に障害が起こる。主な症状としては、記憶障害、失見当識、失語、徘徊、妄想などで、人格が変質することが多い。

◆レビー小体型認知症

もともと、パーキンソン病の人の脳幹部門に出現すると言われていた「レビー小体」が脳皮質に出現することによって、脳の認知障害を引き起こすもの。主な症状としては、幻覚、および歩行が困難になるだけでなく、転倒したりする。ボケているだけでなく、家のなかでよく転ぶような場合に、この認知症が疑われる。

◆**前頭・側頭葉型認知症（ピック病）**

脳の前頭葉や側頭葉の委縮により、異様な行動をとることが多い認知症。発症率は低いが一般のアルツハイマー型認知症より若年期に多く、記憶障害よりも人格障害に陥るケースが多い。ピック病とも言われる。

その他、水頭症や脳炎など脳の病気による認知症、薬物やアルコールによる認知症などがある。

アルツハイマーって、なんだ？

先に認知症の種類をいくつもあげたが、一般的に言って、いわゆるボケの原因は、大きく分けてふたつあると考えていいだろう。

ひとつは、脳血管障害。

わかりやすく言えば、脳の血管が詰まる（脳梗塞）、あるいは血管が一部破れること（脳出血）によって脳細胞が死ぬ。そのために、その詰まったり、破れたりした脳の部分が本来の役割を果たせなくなる。

たとえば、その詰まった部分が計算を司る脳の一部だとしたら、数字の計算がまったくできなくなるし、破れた箇所が記憶の中枢であれば、突然、記憶喪失になったりする。

これが「脳血管性認知症」だ。

これなら、わかりやすいし、そうならないように、ふだんから生活習慣を整えていけばよい。そのうえでたとえ認知症になったとしても、脳の障害によって起こったのだから、納得もいく。ところが、もうひとつは、脳の血管には特に目立った変化がないにもかかわらず、ある日、突然、おかしな言動をとる。同じことを何度も言ったり、いま目の前で起こったことを覚えていなかったりする。

「しっかりしてよ、おかあさん！」という声が聞こえてきそうな症状が起こる。

これを「アルツハイマー型認知症」と呼ぶ。

これが、私たちがいま「ボケ」と呼び、ここで問題にしている「認知症」だ。そして、高齢者に激増している。

酒場で、数人が親の話をすれば、ボケの話題が出ないことはないだろう。その多くが「アルツハイマー型認知症」だ。

「アルツハイマー型認知症」、通称、ボケ。

ちなみに、アルツハイマーというのは、人名である。

まだ脳が衰える年齢でもない五十〜六十代に、知能がみるみる衰え、体が思うように動かなくなり、やがて比較的早く死亡する人がいる。こうした人を解剖してみると、脳に著しい萎縮が起こっていた。

この脳の委縮によって、記憶障害や認知障害が起こる可能性があることを、最初に発表したのが、ドイツの精神医学者アロイス・アルツハイマー博士という人であり、そのため、この病気を「アルツハイマー病」と呼ぶようになった。これは、明らかに脳の病気だ。

そして、この病気の怖いところは、五十代から発症するというところである。

アルツハイマーは、ドイツの精神医学の大家、エミール・クレペリン教授の指導のもと、ルードヴィヒ・マキシミリアン大学で研究活動をしていた。ちなみに、パーキンソン病との関連から起こるレビー小体型認知症を発見したフレデリック・レビーも一時期、同じ研究室にいたと言われている。

歴史的なことは、ここでは省くが、私たちが見かける多くのボケは、六十代後半から起こるのだが、その症状がこの「アルツハイマー病」に大変類似していることから、脳の血管に特に目立った損傷や障害がないのに、おかしな言動をとる人のことを「アルツハイマー型認知症」と呼ぼうということになったのである。

では、脳の病気でもない、脳の血管に損傷もないのに、人はなぜ、ボケるのだろうか？

次に、その「謎」に迫っていこう。

人はなぜ、ボケるのか

「人はなぜ、ボケるのか」について、近代医学はさまざまな研究を重ねてきた。特に二十一世紀に入ってから、その研究は活発になった。

誰でも気づくことだが、ボケは、脳の働きと密接に関係がある。したがって、認知症の原因の探求は、当然のことながら、脳とボケの関係の研究からはじまった。

そして、最初、まず、ひとつの結論が出た。

それは、人間が高齢になればなるほど、脳の萎縮が進み、それによってボケの症状が出やすいということであった。

したがって、認知症は、ＣＴ（コンピューター断層撮影）やＭＲＩ（磁気共鳴映像）を使った脳の画像診断を使えば判断ができる。つまり、アルツハイマー博士が発見したように、脳の萎縮＝ボケという公式がいったんは生まれたのである。

しかし、残念ながら、それが必ずしも正しくないことが、すでにわかっている。

なぜなら、脳を六層に分け、その萎縮度を調べてみた結果、萎縮が著しくても、その六層すべてが平均的に萎縮している場合には、認知症を発症していないし、さらに、脳に萎縮が起こっていなくても、ボケている人が数多く存在することが判明したからだ。

ということは、脳の画像診断だけでは、ボケているかそうでないかを判断することはできないということだ。

私たち医師は、直接本人との問診によって、「この人は明らかにボケている」ということが判明したあとに、ＣＴあるいはＭＲＩによる画像を見て、脳が萎縮していれば確実に「認知症です」と断言できるが、逆に、先に萎縮している画像があって、その画像から、その人がボケているかどうか判断はできない、ということだ。

ボケた人の脳が萎縮していることはあっても、必ずしも逆は真ではない。言い換えれば、画像だけなら、ボケているかボケていないかの確率は五分五分。

極端なことを言えば、もし、五枚の画像があって、「さあ、どの人がボケているでしょう」と言われたら、四十年以上、認知症と向き合ってきたこの私でも、かなりの確率で当たらないだろう。

したがって、「人間が高齢になることによって、脳の委縮が進み、それによってボケの症状が起こる」という、これまでの常識は簡単に覆されたのである。

ボケを生じさせる遺伝子の発見

脳の萎縮とボケとの確かな関係は見つけることができなかった近代医学が、次に注目したのが「ボケる遺伝子」の存在だった。

たしかに、私たちのなかに「自分の親がボケたから、自分もボケるのではないか」という不安はある。

つまり、「人はなぜ、ボケるのか」という命題に対する答えとして、「将来、ボケる人とボケない人の差は、持って生まれた遺伝子によって決まる」という仮説を立て、研究を進めてきたのである。

特に二十一世紀に入って、「ヒトゲノム」の研究が盛んになった。

生物はすべて染色体から作られている。そこで、生物を構成している必要最小限の染色体を調べ、種の起源などの解析を行うゲノム解析からこの研究ははじまった。そして、この「ヒトゲノム」の研究によって、それぞれの人間が持つ遺伝子のなかの、どの遺伝子がどんな病気に関係するかがわかってきたのである。

そうした研究のなかで、「ある遺伝子に問題が起こると、ボケが起こりやすい」ということまでわかってきた。

少し専門的になるが、大事な情報なので、一応、ここに書いておく。難しかったら、読み飛ばしてもらってもかまわない。

たとえば、最近のアルツハイマー病の研究によって、こんなことがわかった。

アミロイド前駆体たんぱく質（ＡＰＰ）の遺伝子やプレセニン（ＰＳ）の遺伝子などに異常が発生すると、確実にアルツハイマー病を発病するし、また、アポリたんぱくＥという遺伝子のうちの４型を持っている人は、平均して六〇歳以降になるとボケる確率が高い。

つまり、ひと言で要約してしまえば、「ボケを生じさせやすい遺伝子」が確実に存在することがわかったのだ。

ということは、ボケた親の子供はボケやすいということも言える。親子だから、遺伝子が似ている可能性が高いからである。

医学界にとって、この研究の成果は画期的であった。

これによって、「ボケを生じさせやすい遺伝子」を持っている人は、生まれた時から将来ボケる可能性が高いのだから、注意しなければならないということは断言できる。

しかし、残念ながら、これも先の脳の萎縮＝ボケという説と同様に、ボケる遺伝子を持っているからといって、必ずしもその人がボケるとはかぎらないし、逆に、その遺伝子を持っていない人はボケないかというと、そんなこともないことも判明した。

つまり、ボケる遺伝子を持っていても、最終的にボケない人もいれば、ボケる遺伝子を持っていなくてもボケる人がいる、ということだ。

したがって、この遺伝子の存在もまた、「人はなぜ、ボケるのか」の決定的な決め手にはならなかったのである。

発症を予測できる新たんぱく質が見つかった

それでも、近代医学はめげない。

研究に研究を重ね、二〇〇九年になって、こんな最新情報が飛び込んできた。

それは、アルツハイマー病にかかる患者は、ボケを発症する数年前から、ある特定のたんぱく質が脳内に発生するというのだ。

まだ、発症していないにもかかわらず、その物質が膝《ひざ》に水が溜まるように、脳内に蓄積される。その物質の量を調べれば、将来、ボケるかボケないかの予測がつくというわけだ。

少し専門的になるが、アルツハイマー病は、たんぱく質「ベータアミロイド（Aβ）」が脳に蓄積して発症する。したがって、Aβの量を調べれば、早期診断はできるのだが、Aβは脳内にとどまるので計測がむずかしい。

そこでAβと同じ仕組みで作られるたんぱく質「APL1β28」を発見。この新物質は脳に蓄積せず、脳脊髄液のなかに存在するため、脊髄液を調べれば、ボケるかボケないか、予測がつくというわけだ（大阪大学大学院精神医学教室・大河内正康グループ）。

これは画期的な発見である。

だが、私に言わせれば、これも、研究の成果は認めるものの、数年後にボケるかボケないかを判断するためだけに患者さんの脊髄液を採取するのは、かなり大変で、現実的ではないような気がする。

脳の血流とボケの関係

「脳の萎縮」でもわからない、「遺伝子」も決定的な証拠にならない。「脊髄液の採取」も現実的ではない。

では、どうしたら、認知症が起こる以前にボケを発見できるのか。

脳の萎縮とボケの関係を見つけることはできなかった学者たちは、次に、脳の血流とボケの関係を探る研究をはじめた。

私たちの親の世代の人たちは「お前は、こんなこともわからないのか。血のめぐりが悪いな」とよく口にしなかっただろうか。

その「血のめぐり」、すなわち「血流」がボケに関係しているのではないかと考えたのだ。

幸い、「スペクト」という脳の血流量を測る機械が誕生したこともあり、これによって、ボケている人とそうでない人の脳内での血流の比較ができるようになったからである。

これも、なかなかいい発想だ。

わかりやすく言ってしまえば、ボケている人は、普通の人に比べて、きっと「血のめぐり」が悪いのではないか、いや、逆に言えば、「血のめぐり」が悪くなったために、脳が以前より活発に働かなくなったのではないか――そう考えたのである。

大脳の部分をおおまかに区別すると、前頭葉、側頭葉、後頭葉、頭頂葉に分かれている。

前頭葉は、意思、計画、意欲、感情、運動などを司り、側頭葉は、知識、記憶、理解、聴覚、後頭葉は視覚、頭頂葉は味覚、体性感覚などを司っている。

私たちが日常生活を送れるのは、こうした脳の各分野が互いに連携して働いてくれているからである。

たとえば、ここに一本の鉛筆があったとしよう。そして、あなたが「これは、何ですか?」と聞かれたとしよう。

その時、あなたの脳が動き出し、まず、視覚を司る後頭葉が判断する。しかし、これが何かは、それまで鉛筆を見たことがない人にはわからない。ただ、そこに芯のある細長い物があるだけである。赤ちゃんが何でもしゃぶってしまうのは、そのためだ。

「これは鉛筆だ」と理解するためには、記憶を司る側頭葉の力を借りなければならない。そして、過去の記憶から鉛筆とわかり、今度は運動を司る前頭葉に一任し、口を通して、声にして「これは、鉛筆です」と言えるのである。

学者たちは、この脳の各分野の働きに焦点をあてたのである。

そして、脳の各分野への血液の流量を調査した結果、ボケている人とそうでない人の差が明らかに出るのは、前頭葉と側頭葉であることが判明した。

ボケている人は、前頭葉および側頭葉に血流が少ない。逆に言えば、前頭葉や側頭葉に血流が多量に流れ込んでいればボケないということだ。

では、普通の人の場合、どんな時に前頭葉や側頭葉に血流が流れるのだろうか。

若い人で実験をしてみると、マンガを夢中で読んでいたり、ゲームに夢中になっている時、さらにはサッカーのサポーターとして熱烈な応援をしている瞬間に、前頭葉への血流がさかんになっている。

お年寄りで言えば、旅行の予定をたてたり、声を出して本を読んだりすると、前頭葉への血流量が増える。

また、記憶の中枢が側頭葉にあることから、記憶神経を強く刺激することによって、側頭葉に血流が多く流れ込むこともわかった。たとえば、日記を書くことは前日起こった記憶を呼び起こすため、側頭葉に血流が多量に流入することも判明した。

さらに、意外にも朝の散歩は、前頭葉や側頭葉両方に血量が増えることもわかってきた。

なぜなら、散歩をすることによって、寝たきりよりはるかに血の流れがよくなるのは当然だが、外に出ることによって、季節季節の花を見たりして「ああ、きれいだな」と思えば前頭葉に血が集まり、途中で近所の人と立ち話をすれば、記憶が刺激を受け、側頭葉に血流が多量に流れ込むからである。

私は、これまでボケ防止に散歩をすすめていたが、そのことが近年の血流の研究によってはからずも証明されたことになる。

したがって、前頭葉および側頭葉への血流の慢性的不足がボケを生む、というこの説によって、「人はなぜ、ボケるのか」について、ようやくひとつの答えを見出したのであった。

前頭葉や側頭葉の血流の慢性的不足ということは、長期にわたって、脳の使い方を間違い続けるとボケる、ということでもある。

逆に言えば、「脳の上手な使い方によって、人はボケないで済む」ということである。

つまり、ボケを生じさせる遺伝子があろうとなかろうと、ボケを発症するたんぱく質が脳内に発生しようと、もっと言えば、脳の萎縮がはじまろうと、脳を上手に使ってさえいれば、ボケは怖くない！　ということなのである。

認知症は「生活習慣病」だ！

かつて、「脳を鍛える」という言葉がブームとなり、漢字や計算のドリルがベストセラーになったことがあった。

これは、次々と身近に起こる認知症に対する関心が深まり、脳を使わなければボケてしまうという強迫観念から、多くの人がそのブームに巻き込まれた典型的な例である。そのためのドリルが発売になり、書店に並び、小学生程度の計算問題をお年寄りたちが一生懸命やっている姿がテレビで放映されていた時期もあった。

たしかに、ある時から自分の脳をまったく使わなくなった人は、確実にボケることはわかっている。

私の病院でも、食べ物を口に入れたまま噛むことも飲み込むことも忘れてしまった人がいる。これは、まさに脳の萎縮によって、噛む、あるいは飲み込むという脳からの指令が行われなくなったからにほかならない。

食べることばかりではない。話すこと、見ること、聞くこと、歩くこと、眠ること、歌うこと、読むこと、笑うこと、泣くこと……もちろん、呼吸することからはじまって、いま私たちがなにげなく当たり前にやっていることは、脳の働きによるものであることには間違いがない。

逆に言えば、ボケるということは、脳の一部が働かなくなることだ。

だが、だからと言って、ドリルやパズルをやって、脳を無理やり鍛えなければならないという説には、私はこれまでずっと真っ向から反対してきた。

まして、高齢になっているのに、「好きでもない計算問題を毎日やらなければボケる」というのは、一種の強迫としか思えない。案の定、いつの間にか、「脳力ブーム」は去っていった。

脳を鍛えるなら、むしろ、適度に脳を使って、年齢による脳の衰えを防ぎ、現状を維持できる程度でいい。毎朝十五分、ドリルをやったところで、血流が増えるのは一日たった十五分のこと。それだけで、ボケが防げるとは、私にはとうてい思えないからだ。

瞬間的に「脳を鍛える」のではなく、長年にわたって「脳の上手な使い方をする」こと。

これが、ボケない秘訣だ、と私は思う。

大事なことは、この「長年にわたって」ということである。

たとえば、私の病院にAさんという人が入院してきた。元地方公務員だった。

同伴してきた奥さんに事情を聞くと、定年になって十年、毎日することがなく、古希を迎えたと言う。奥さんは元気で、友だちも多く、時間があれば友だちと外出する。したがって、Aさんは、家でずっと留守番である。

「お昼、用意しておきましたから、おなかがすいたら食べて。それより、あなたもどこかに出かけたら」

と奥さんによく言われるのだが、友だちも近くにいないので、たまに近くの公園に散歩に出るくらいしか、外出の機会がない。

ゴロゴロしているか、テレビをぼんやり見ている毎日だった。

そうして数年後、Aさんは奥さんに同じことを何度も言うようになり、「あれ?」と思うようなことをするようになったが、年のせいだろうと放っておいたら、ある日、久しぶりに実家に戻ってきた娘夫婦を「君たちは誰だ?」と言い出し、やがて、完全にボケた。

そこまで話した奥さんは、思わず泣き出した。

こんな例は、私のまわりでは枚挙にいとまがない。

なぜAさんは、ボケたのだろうか。ここまで読んできた方には、その理由がすぐおわかりになるだろう。Aさんは、「長年にわたって」ご自分の脳を上手に使ってこなかったからである。

それは、定年になったからではないことも、ここでは伝えておかなければならない。

Aさんが公務員だったことも、大変に大きな要素である。

いまこのご時世ゆえに、必ずしもそうではないかもしれないが、公務員ほど「大過なく」あるいは「つつがなく」人生を送れる職業はない、と私は思う。

「大過なく」、「つつがない」人生と言うのは、「刺激の少ない」、「頭を使わない」人生と同じである。いや、公務員が悪いのではない。そういう人生を歩むケースが多いということだ。利益を求めるわけではないから、ノルマもないかわりに、リストラもない。

そのうえ、退職後も、年金が安定しているからすることがない。することがないのだから、当然、頭を使わない。

それは、ちょうど長い間の運動不足や肥満から高血圧や糖尿病になり、やがて動脈硬化や心臓病になるのと同じように、Aさんは、認知症になるべくしてなったのである。

つまり、ボケは生活習慣病なのである。

ここまで書いたのだから、はっきり言っておこう。

私の病院にボケて入院してくる男性の元の職業で、圧倒的に多いのが元公務員なのだ。

まさに、長い間の「脳を上手に使わない」生活習慣がボケを生んだのだ。

こうしたことを考え合わせると、「人はなぜ、ボケるのか」に対する答えとして、私は、次の結論を導き出すことができる。

人は、長い間の消極的な知的生活および貧しい精神生活によって、脳の神経細胞が減少し、それによって記憶力、思考力が低下し、認知症を発症する。

激増している、定年後の「アル中」による認知症

先のAさんの例でよくわかるように、男性の認知症の場合は、定年後の「生き方」がかなり重要なカギを握っていることには間違いがない。

会社人間は、つねに仕事仕事で毎日を送ってきたのだから、地域社会と密着していない

し、もちろん知人も地域にはいない。これといった趣味もない。そして、会社からは「長い間、ご苦労さまでした」と追い払われる。

毎日毎日、朝早く起きて、そそくさと朝食をとり、バスに乗って駅に行き、満員電車に揺られて会社に行く生活が四〇年も続いた人が、定年になって、朝起きてから行くところがないという生活が、これから二〇年も続くのだ。

この環境の激変に伴って、「会社に行って仕事をしなければならない」という、それまで必死で自分を支えていた労働意欲まで奪われるのだから、どう考えてもボケへと進んでいく可能性が高いのは、当然のことである。

「定年になったら、好きなゴルフをやるんだ」と思っていても、毎日、ゴルフというわけにもいくまい。読書や映画が趣味でも、「毎日が日曜日」のような生活を二〇年も続けられるだろうか。

さらには、定年を機会に何か新しいことをはじめようにも、年齢的になかなか覚えられないし、地域のサークルや町内会などの新しい環境になじむのすらむずかしい。

そうしたなかで、最近、激増してきたのが、「アルコール依存による認知症」だ。これまで、その危険性は言われてきたが、このところ、かなりの勢いで増えてきたので注意を促したい。

定年六年目の元会社員Bさんの例をあげておくので、ぜひ、参考にしてほしい。

Bさんは、大手電機メーカーに勤務して、六〇歳で定年を迎えた。もともと、酒は好きで、定年後、最初のうちは、会社の先輩や後輩たちと連れだって、ひと月に一回の飲み会に喜んで参加していたが、先輩の幹事が病気で入院したのを機に、その会は自然消滅してしまった。それからというもの、Bさんはすることがまったくなくなった。

すると、何を思ったか、朝からビールを飲みはじめた。

最初は、スポーツ新聞を買いに近くのコンビニに行ったついでに、缶ビールをひとつ買って、朝から冷たいビールを飲みながら「巨人が勝った」記事をくまなく読むのが日課であったが、やがて二缶、三缶となり、昼ごろにはかなり酔った状態になっていた。

しばらくすると、昼からは焼酎になり、夕方には泥酔状態。満足な食事もとらないまま、そのまま就寝という生活が続いた。

まさに、アルコール依存症である。

それから二年後、異常に痩せたことと、「いくら注意しても言うことをきかないどころか、暴力をふるう」ことに困りはてた奥さんが、病院に連れていった時はすでに手遅れ。そして、検査の結果、追い打ちをかけるように、認知症の宣告を受けてしまったのである。

こうなったら、一種の精神障害である。

アルコールの大量飲酒は、脳萎縮が高い割合で起こるということは、すでに医学的に証明されており、奥さんの話によれば、画像検査の結果、Bさんの脳は、六十代にもかかわらず、いつの間にか、まるで八十代後半の脳のように完全に萎縮をしていたそうだ。

それまで少量の飲酒は、認知症の予防になるとされてきたが、定年後というあり余る時間が生じて、少量から多量へと進んでしまったのだ。

こうしたBさんのような例が、激増しているのだそうだ。お酒を飲む人は、一日ビール一本の晩酌程度で、楽しんでもらいたいものである。

ボケやすい「性格」が存在する！

ボケるかボケないかは、「脳の上手な使い方」によって決まるということを書いたが、その意味では、先のAさんの例も、Bさんの例も、ともに「偏った脳の使い方」を長い間ずっとしていたことによって、認知症になったということは、はっきりと断言できる。

ここで、もう一度、「人はなぜ、ボケるのか」という問題に対して、先に私が出した結論を思い出してほしい。

人は、長い間の消極的な知的生活および貧しい精神生活によって、脳の神経細胞が減少し、それによって記憶力、思考力が低下し、認知症を発症する。

「消極的な知的生活」というのは、わかりやすく言えば、本を読んだり、映画や演劇を見たり、芸術やスポーツを楽しんだりしない人生であり、「貧しい精神生活」は、夢を語ったりしない、感動しない、いつも悲観的な、あるいは物事を杓子《しゃくし》定規のように考え、余計なことを一切考えない生活のことである。

だんだん、わかってきたと思う。あなたのまわりに、そうした人生や生活を送っている人が思い浮かばないだろうか。

こういう人は、たいがい、生真面目であり、几帳面、頑固であり、粘り強く、どちらかと言えば、ネクラであり、無愛想である。

人には、それぞれ性格がある。そうした性格の人もいれば、明朗闊達《かったつ》な人もいる。のんきな楽天家もいれば、さっぱりした人もいる。まわりを見回せば、人の数だけ性格があると言っていいかもしれない。

しかし、大変おもしろいことに、これをボケという特異な医学的観点からみてみると、実は、「性格とは、それぞれの人の脳の使い方」だと定義できる。

几帳面な人は、それなりのきちっとした脳の使い方をしているし、おおらかな人は、几帳面な人よりも余裕のある脳の使い方をしている、ということだ。

わかりやすく言えば、几帳面な人は、つねに一方通行で、直線で脳を使い、おおらかな人は、曲線でグルグルと脳を働かせているわけだ。ふたりの脳の使い方を比べた時、どちらが上手に脳を使っているか、おわかりだろう。

「偏った脳の使い方」を長い間続けていた人がボケやすい、と私は断言した。「偏った脳の使い方」をする人は、生真面目であり、几帳面、頑固であり、ネクラ、無愛想……。

つまり、そこには、ボケやすい「性格」が、はっきりと存在するのである。

どんな性格がボケやすいか、ボケにくいかについては、次章「どこがちがう！　ボケる人、ボケない人」で詳しく説明したい。

認知症の特効薬はまだ存在しない

はっきり言おう、認知症を治す薬は、まだこの世に存在しない！

「増補改訂版」を出すにあたって、この九年間に認知症に関する治療に著しい変化があったかと聞かれたら、私は強く首を横に振るしかないだろう。

なぜなら、全世界で研究が進んでいるにもかかわらず、認知症を根本的に治療する新薬が相変わらず一つも生まれていないからだ。

あるのは、アリセプト、レミニール、メマリー、イクセロンパッチの四つの薬品。だが、これらは直接認知症を治療する薬ではない。認知症患者に手渡されるのにもかかわらず、根本的治療薬ではないというのは、どういうことか。つまり、これらの薬は、認知症の「特効薬」ではなく、認知症特有の症状の「改善薬」なのである。

いい機会だから、いま巷に出回っているこれらの改善薬について、多くの医師が患者さんやその家族に、あまりきちんと伝えていない話を書いておこう。

この四種の効能は、大きく分けて「元気が出る」（アクセル系）タイプと「興奮を抑える」（ブレーキ系）タイプの二種類に分けられる。

したがって、患者さんの家族から「元気がなく、落ち込んで、部屋に閉じこもっている」と言われれば、医師はアリセプトやレミニールのような元気の出る系の薬を、また、「家で暴れるんです」と言われれば、メマリーや向精神薬の神経を安定させるブレーキ系の薬をただ与えているだけなのである。

したがって、どの薬も症状をただ抑えるか、進行スピードを抑え、遅らせるだけで、薬を飲んだからと言って、認知症は進んでいくのである。

では、認知症患者が、どんな薬が医師から渡されるか。その名前と効能について参考までに書いておこう。

知っておこう! 医者が処方する認知症の四つの薬

そもそも、アルツハイマー型認知症は「アセチルコリン」という神経伝達物質が不足して、神経と神経の間の連携が悪くなった状態を言う。

そのため、これらの薬の基本は、脳内の「アセチルコリン」の量を高める働きをするためのものであって、根本的な認知症の治療薬ではないことは前に述べた。

それにしても、そのことを説明することもなく、ただ、薬を投与するだけの医者がいかに多いことか。

したがって、患者側は、一日も早く「この薬だけに頼っていては、認知症は改善されない。ただ右肩下がりに悪くなるのを待っているだけだ」ということをもっと理解しておいたほうがいい。

では、もう少し、医者が処方するその四つの薬を詳しく見ていこう。

アリセプト（塩酸ドネペジル）

アルツハイマー病の初期から中期にかけて、認知症の進行を遅らせるという目的で開発された薬で、確かに認知症の症状の典型である記憶障害を緩和する効果があるため、一般に多く使われている。

メマリー（メマンチン）

人間の脳には、神経細胞を興奮させる「グルタミン酸」という神経伝達物質が存在する。だが、認知症特有の被害妄想などの過度の興奮によって、神経細胞が死んでしまうことがある。メマリーは、神経細胞の興奮死を防ぐために、「グルタミン酸」の働きを抑える効能があると言われている。

レミニール（ガランタミン）

脳内の正常な記憶力や認識能力を神経伝達物質のひとつに「アセチルコリン」があるが、この物質の減少を補う薬が、このレミニールである。アルツハイマー病軽度から中期までの進行をこれによって抑えようとするものである。

イクセロンパッチ（リバスチグミン）

レミニールと同様に、「アセチルコリン」の減少を防ぎ、脳内の情報伝達がうまくいくように補助する効能がある。唯一、この薬が他の薬とちがう特徴は、「パッチ」と名がついているように。認知症の薬のなかで唯一、貼るタイプだということである。

医者からもらった薬で、かえって悪くなった人もいる

私がそう言うと、認知症患者を診ている多くの医者たちは「認知症患者にそうした薬を処方していれば、少なくとも認知症の進行を遅らせることができるから、それは特効薬がない以上、今の段階においては、必要十分な処置ではないか」と反論するかもしれない。

だが、本当に薬を投与し続けるだけで、いいのだろうか。

私の認知症外来にいらしている患者さんたちのなかに、医師の無謀な薬の投与により、元気だった人が落ち込んでしまったり、活動が低下し、日中も家のなかで寝てばかりいる人がいる一方で、投薬による副作用で嘔吐が繰り返されたりする人も出てくる。

これもあまり言われていないことだが、認知症の薬は副作用も起こることが多いことも知っていたほうがいいかもしれない。

「大きな病院でいただいた薬を飲み始めたら、治るどころか、逆におかしなことを言ったり、やったりすることが多くなったみたいなんですけど……」

患者さんの家族から、そう訴えられたことは何度もある。

そういう場合は、「薬を飲むのをやめたらよくなりますよ」と、思わぬアドバイスをする羽目になったりするのも、きっと、何も考えずに、「認知症なら、とりあえず、この薬」と決めつけている医師たちが多いからだと、残念ながら、思わざるを得ない。

意外な効果をあげている漢方薬があった！

そんななか、認知症に関して意外な治療効果をあげている漢方薬があった。

それが、「抑肝散《よくかんさん》」である。

「抑肝散」は、もともと小児に対して用いられてきた漢方薬で、小児の夜泣き、疳《かん》の虫によく効き、また大人でも神経が異常に高ぶる神経症や、不眠症などに効能があるとされてきた。

だが、意外にも、この漢方薬は認知症にも効果があることがわかってきたのである。

特に、この薬の配合生薬のひとつである釣藤鈎《ちょうとうこう》が興奮している神経を緩和する作用があるということから、その効能を利用して、興奮気味でまわりに暴言を吐いたり、介護をしようとすると激しく抵抗をするといった症状の認知症患者に投与すると、効果が出る。

実際、私の外来に通ってくる患者さんにも、この「抑肝散」を処方して、以前の落ち着きを取り戻した方も多くいる。

たしかに、子供の夜泣きや大人の神経の高ぶりに昔から効果があると言われて使われてきたのだから、ブレーキ系の改善薬として、認知症にも効果があるのも不思議ではない。

ただし、人によっては低カリウム血症などの副作用が出る方もいるので、必ず医師の処方にしたがってほしい。

認知症の患者さんを診ている医師たちに「喝！」

この章の最後に、いま全国の病院で認知症の診療にあたっている医師たちに、四十年以上にわたって、認知症に携わってきた私からこの際、ひと言、注意を促したい。

それは、薬の処方もさることながら、認知症の診断が、あまりにも画像診断に頼りすぎているということである。

仮に、あなたが高齢になり、「最近、物忘れがひどくなった」と思って、「物忘れ外来」に行ったとする。すると、多くの医師は、「今日は何曜日？」とか、「１００引く7は？」などと質問をするだろう。そこまではいい。問題は、その次だ。

そして、「大丈夫だと思うのですが、念のため、ＣＴを撮ってみましょうか」と言って脳の写真を撮る。そして、後日、あなたと家族を呼んで、その医師がこう言ったとしたら、あなたはどう思うだろうか。

「先日撮らせていただいて脳のCTの写真、これなんですが、特に異常は見受けられませんけどね」

医師にそう言われたら、誰でも安堵するだろうし、いっしょにいた家族も「よかった、よかった」と思うに決まっている。

だが、ここに大きな落とし穴があることを、医師はあなたに伝えていない。どこが落とし穴か。

実は、「異常がなかった」のは、あくまで脳のCT写真で、それが「あなたが認知症になりかかっているかどうか」の答えではないのだ。

なぜならCTによる脳の画像写真だけでは、まったく認知症はわからない。たとえば、認知症には脳の萎縮が見られるからと言って、逆は必ずしも真ではない。脳の萎縮があっても、認知症でない人もいれば、脳にCT上異常がなくても認知症の人がいるからだ。

もう少しわかりやすく説明しよう。

ここに胃がんかどうか調べるための十人の胃の内部のレントゲン写真があったとしよう。私はがんの専門医ではないが、どの人が胃がんで、どの人が胃がんでないかはほぼわかる。だが、同様に、脳の内部の写真を十人分並べられたら、どの人が認知症で、その人が正常か、選ぶことはできない。

それほど、脳のCT写真だけでは、認知症の判定には使えないのである。

ということは、どういうことか。

あなたが単なる老化による物忘れならいいが、万一、認知症の初期段階であったなら、医師に「特に異常は見受けられませんけどね」と言われて安心してしまったために、初期対応が二、三年遅れてしまい、気がついた時は手遅れだったということが起こるかもしれないということである。

認知症は治らない。だから、初期段階が重要だ。あなたはそのためにと思って病院に行った……なのに、それがかえって逆効果になってしまったという例が、実は、このところ、大変に多いのである。

「CT写真には異常は見つかりませんでしたけど、脳に萎縮がなくても、認知症になりますから、いまから認知症にならないような生活習慣を身につけておきましょう」

認知症の医師は、こう患者さんに言うべきだと思うが、どうだろう。

第3章

どこがちがう？・ボケる人、ボケない人

職業でわかる「ボケる人、ボケない人」

前章で私は、「脳を上手に使わない」職業の代表として公務員をあげ、元公務員はボケやすいと書いた。

元公務員で、ご高齢でも矍鑠《かくしゃく》たる方には申し訳ないが、これは、決して異論でも、暴論でもない。

私は四十年近くにわたって、老人病院の院長としてボケた患者さんを診てきた。だが、体はどこも悪くないのに認知症で入院してくる男性の患者さんのなかで圧倒的に多いのが、元公務員であった。

県庁、市役所、区役所、保健所、郵便局、外務省、農水省など、立場や職場こそちがうが、元公務員の方たちが次々と家族によって連れてこられたのには、驚かされた。

「へえ、この患者さんも元公務員じゃないか」

「あれ、この人も……、どうなっているんだ」

最初の頃は、患者さんの家族に話を聞きながら、そうした人たちの経歴があまりにも似ているので不思議に思っていた。だが、何のことはない。それから三十数年、まったく変わりなく、現在でも**認知症患者の男性の元の職業で一番多いのが公務員**なのである。

しかも、これは、私の病院に限ったことではない。実際、かつて、厚生労働省（当時は厚生省）が行った「認知症（当時は老人性痴呆症）における男性患者の現役時代の職業調査」（年月不詳）でも、公務員が圧倒的に多かったことをよく覚えている。

（やっぱり、そうか。うちの病院だけじゃない！）

そう思った記憶が、いまでもこの脳裡に鮮明に残っている。

ちなみに、**女性の場合の入院している認知症患者は、専業主婦がほとんど**である。現在のお年寄りはいまとちがって、働いている人が少ないから、これは当然のことであろう。

私は、そうした発見をきっかけに、定年後ボケやすい職業、逆にボケない職業があるのではないかと調べはじめた。そして、三十年ほど前に『今からわかるボケる人ボケない人』（はまの出版）を上梓した。自分で書いておきながら、言うのもおかしいが、いま、読んでみても、何も変わっていないのに驚く。

これは、「偏った脳の使い方」を続ける職業の人は、将来ボケやすいし、長い間「上手な脳の使い方」をする仕事をしてきた人たちはボケない、という私の論理が正しかったことの証明でもある。

では、元公務員はなぜボケるのか、ほかに、将来、ボケやすいのはどんな職業か、あるいは、ボケにくい職業など存在するのか、「脳の使い方」を基準に紹介しよう。

なぜ公務員はボケて、政治家はボケないのか

多くの人が老年期に入る。しかし、そうしたなかから、やがてボケる人と、亡くなるまでボケない人が出てくる。

一方は、家族に迷惑をかけ、もう一方は「死ぬまでボケなかった。助かった」と感謝される。親として、子供に感謝されるのは、いかに財産を残したかでもなければ、子供を立派に育てたか、でもない。

実に単純なこと。晩年に、ボケたか、ボケなかったか、である。

どんなに立派な父や母であっても、あり余るほどの土地を残そうとも、ボケたままで十年も生きれば感謝されないし、財産がなくても、死ぬ寸前まで元気で、気がついたら亡くなっていたとしたら、「うちの親は立派だった」と称される時代である。

晩年、人間、ボケるかボケないかは、それまでの人生をまるごと左右する大事《おおごと》なのであ

る。

ボケる――。

ボケない――。

その差は、いったいどこから出るのか。

認知症の診察を続けながら、私はそんな素朴な疑問を研究し続けてきた。

そして私はまず、最初に、ひとつの結論に達した。

ボケるかボケないかは、その人が長い間就いていた「職業」と関係があり、現役時代に抱いていた「意欲」が、老後まで持続しているかどうかで決まる――ということであった。

「意欲」は、前頭葉、側頭葉など脳の各分野を刺激する。「意欲」はやる気を生み、やる気は、行動を起こさせる。行動は、人との積極的な接触を必要とし、それがまた、新たな脳の活性化につながる。

したがって、そうしたことを日頃から訓練し、必要とする職業に就いていた人たちは、老後も「意欲」を持ち続け、それがボケを寄せつけない。

極論を言えば、若い時から「意欲」を持ち続け、それを生かす職業に就いている人は、つねに脳を上手に使っているから、年をとってもボケないのだ。

その代表が、政治家である。

選挙の際のあのがんばり、あれこそ「欲」のない人には絶対に真似できない芸当であり、当選したらしたで、いろいろな肩書をほしがる名誉欲、利権にからまねばいられない金銭欲、大臣になろうとする権力欲……自分たちの利益になることだったら、国民をも騙しかねない「強欲」の持ち主でなければ、政治家にはなれない。

「政治家はいつも元気だなあ……」と思う人も多いだろう。

善い悪いは別にして、この満々たる「意欲」。実は、この「意欲」が、彼らの脳内をつねに旺盛に刺激し続け、さらに全国を飛び回っているのだから、体力を維持し、いつまでも元気であり、まさに、ボケているヒマなどないのだ。

さらには、権力を得るための権謀術数。これが、また、脳内のあらゆる分野をかけめぐる。長年にわたってそういうことばかり考え、行動に移しているのだから、政治家がボケないのは当然のことである。

かつて、田中角栄氏が晩年、ボケたのは失意と病気のせいで、他の政治家たちは、たとえ引退しても隠然たる「野望」を抱いているから、基本的に政治家は最後までボケにくいと言っていいだろう。

それに比べて、市役所や区役所の戸籍係はどうだ。保健所の所員は、かつての郵便局員はどうだ。

彼らに「野望」などというものがあっただろうか。現役時代に強い「意欲」など持ち続けていただろうか。

古い言い方で恐縮だが、公務員は「親方日の丸」という思想で、競争意識もなく、生活も安定している。上から言われたことを黙々とやっていればいいと考えて働いている人が他の業種と比べて多いのも、公務員だと言われている。

だとすれば、そこには「労働意欲」も少ないわけだから、年をとった時、脳を駆使する必要もないまま、やがてボケるというわけだ。

脳は使わないと衰える。

脳の病気でもないのに、脳が萎縮してボケるのは、足の骨や筋肉が衰え、足が人間を支えられなくなるのと同じことで、人格すら脳は守ろうとしてくれない状態なのだ。

都庁、県庁、市役所、区役所などに勤務している人は、老後、よほどしっかりしないと、ボケる確率は高くなるから、いまから注意が肝心である。

なぜなら、彼らは、定年と同時に仕事を奪われた時、かつての職場でそうであったように、自分で何かやろうという「意欲」がない。

それは、長い間に染みついた職業的な脳の行動の癖である。特に、行動する脳を必要としてこなかったのだから、しかたがない。

だが、放っておいたらまずい。定年後、ただ漠然と生きるにしては、とにかく老後の二〇年は長すぎるのだから。

それに比べて、もういい加減にリタイアすればいいのに、七十代になっても選挙カーに乗って、必死になって当選を訴えている政治家たち……。

公務員がボケやすく、政治家はボケないという理由がおわかりになっただろうか。

学校の先生も危険度八〇パーセント

私の病院における認知症の入院患者の職業の統計で、元公務員に次いで多いのは、学校の教師である。

女性の場合、先述のごとく圧倒的に専業主婦が多いが、職業を持った女性に限った場合、一位が公務員、そして二位が学校の先生だった。

学校の先生は、一生、脳を使う仕事である。「頭を使う仕事をしていた人はボケない」と言われてきた。それなのに、なぜ、教師は、そんなにもボケるのだろうか。

これは、脳はたしかに使っているものの、教師という職業が**記憶の中枢だけを使う「偏った脳の使い方」をしている**からにちがいない、と私は結論づけている。

よく考えてみれば、教師は、毎年毎年、教科書を手に、黒板の前で同じことを教えている。目の前の生徒は、毎年変わっても、教える内容はほとんど変わらない。少しも創造的ではないから、使う脳は長い間、ずっと同じだ。

そんな「偏った脳の使い方」を定年まで続けてきた元教師が、やがてボケるというのはこれまでの例からみると、当然のことである。

もし、長い間、右手、右足ばかり使っていたら、どうなるだろう。そんな仕事はない、と思うだろうが、教師の脳の使い方は、それと同じだと考えてほしい。

あなたがいま教師で将来、ボケたくないと思うのなら、教え方を毎回工夫すべきだ。よくテレビで『世界一受けたい授業』などという番組を放送しているが、まさに、いま、教師はそうしたユニークな授業を目指すべきなのである。

どんな教え方をしたら、生徒が喜ぶか、あるいは生徒の理解が深まるか、いろいろアイデアを考えれば「上手な脳の使い方」となり、ボケることもないのだが、そんなことをする教師は、全体の中で圧倒的に少ないだろう。

学校がさせてくれない、文部科学省の通達によって……。

理由はどうでもいい。ボケたくなかったら、先生たちは、いまからでも遅くない。毎回、生徒たちの前でおもしろい授業をぜひやってほしいと思う。

たとえば、古文の先生がスマホのゲームを語り、歴史の先生が歌いながら教える。それが、「上手な脳の使い方」なのだ。

しかし、教師にもそれぞれ教える専門教科があるではないか、という人もいる。

たしかに、それは言える。私は、さらに細かく調べてみた。その結果、**中学・高校の古文、地理、歴史、社会などの人文科学系の教師は、間違いなくボケやすい。**

これらの科目の元教師たちは、入れ替わり立ち替わり、私の病院の常連なので間違いがない。では、英語はどうだろうか。

女性の英語の元先生が入院してきたことがある。この女性は、「家に帰る」と騒ぎ出し、一度言い出したらきかないので困った経験がある。したがって、英語の先生もボケる。

意外にボケないのが数学、化学、物理、音楽の教師。やはり、実験や演奏などをすることによって、脳の別の部分をよく使うからだろう。

そう言われてみれば、私の病院には、理科系の先生が入院してきたことはない。また美術や体育の先生も来ない。

美術の先生は、画家であることが多いし、芸術・スポーツ関係の人は一般にボケないとされているから、そのせいもあるかもしれない。

それにしても、元教員がボケて入院してくると、病院側は困る。

おおむね、教師の場合、校長や教頭を勇退してからボケがはじまる。私の病院にも入院した元校長がいたが、とにかく威張っているのには閉口した覚えがある。

教育委員会にも長くいたらしく、地元の有力者でもあった。だが、ボケたらただの人だ。

やはり、まわりからつねに、「先生、先生」と呼ばれてきたからだろうか。ボケているにもかかわらず、看護師までも平然と見下ろし、「ちょっと、こっちに来なさい」などと命令を下す。私の病院のスタッフを自分の学校の職員か、教育委員会で働く事務員とでも思っているらしい。

校長先生というのは、どれほど偉いのだろうか、私には不思議でならない。

事務職はボケる。営業マンはボケ知らず

では、一番身近な会社員、いわゆるサラリーマンは将来、ボケるのだろうか。

もちろん、サラリーマンもボケる。

ただし、私の病院にボケて入院してくる元サラリーマンたちをよく分析してみると、圧倒的に事務系の人が多いのはなぜだろうか。

元総務部長もいたし、元人事部長もいた。元経理課長、元文書課長なども多く、元営業部長という人は意外にも少なかった。つまり、**同じ会社員でも、事務系のほうがはるかにボケやすい**ということが言える。

この原因をよく考えてみると、事務系のサラリーマンのほうが在職中、営業系に比べて刺激が少なかったのではないかという推測が成り立つ。

たしかに、総務・経理系のサラリーマンには、営業マンのような競争もノルマもないから、逆に言えば、それだけ仕事に対する意欲もちがってきたかもしれない。

その意味では、総務系は、公務員に近いかもしれないし、大過なく過ごせば可、ということかもしれない。

また、経理系などは、学校の先生と似た部分があるかもしれない。経理の仕事は、数字こそちがうが、毎日毎日、お金の出し入れなど、同じような仕事の繰り返しで、決して創造的ではない。

ということは、計算する部分の脳だけを長い間使って、他の脳の分野をあまり使わなかった、いわば「偏った脳の使い方」をしてきた典型でもある。

そうした人が定年になって、何もやることがなくなれば、ボケるのは当然の帰結である。ボケて入院している元経理課長のお父さんのために、娘がジャンボ宝くじを買って見せたら、その数字を足して計算しようとしていたという話をヘルパーさんから聞くと、笑うに笑えない。

では、なぜ、営業系はボケないのだろうか。

もちろん、できる営業マンほど、企画、立案、さらには相手との交渉、説得など「上手な脳の使い方」をしてきたということもあるだろう。だが、私は彼らが定年後にボケない理由は、やはり、老後の「人づきあいのうまさ」で、それがボケから自分の身を守っているのだろうと思う。

彼らは誰とでも話せるだけでなく、進んで人の輪の中に飛び込んでいけるから、地域社会で孤立してしまうことはないのだ。

友だちが多い人はボケない——。

ゴルフに麻雀、競馬に飲み会。

言い換えれば、元営業マンやセールスマンだった人たちは、物を売らなければならないという使命を背負う必要がなくなった分だけ、定年後、気楽にたくさんの人とつきあえるのだから、ボケる暇もないのである。

広報マン、宣伝マンはボケない

かつて、大変に華やかで、憧れの職業であった宣伝部員はどうだろうか。

会社によっては、広報マンや宣伝マンは社内で苦しい立場に置かれているかもしれないが、できるだけ、いまの仕事を続けていたほうがいい。

なぜなら、こうしたクリエイティブな仕事をしていさえすれば、将来、ボケない確率が高いからである。

教師のところで説明したように、人間は同じことを長い間続けるとボケる。それは、「偏った脳の使い方」を続けてきたからである。会社員で言えば、経理マンがそれにあたるということは書いた。

ところが、同じ会社に所属しておきながら、広告・宣伝に携わってきた人たちは、毎回、ちがう仕事をしなければならない。

たとえば、ポスター一枚製作するにも、デザイナーを変えれば、何万と言う種類のポスターが考えられるし、色だって、ひとつ変更するだけで、他の色にすべて関係が出てくる。もちろん、文案も無限だ。そのひとつひとつに気を配るのが彼らの仕事だ。

さらに、映像まで広げれば、脳はめまぐるしく回転するし、多くの人たちとつきあうことによって、いつまでも刺激を受けることができる。

また、広報マンは人脈を生かす仕事だ。

先の営業マンが人づきあいが上手でなければ務まらないのと同じように、広報マンもまた、人間関係が仕事の中心になっているから、定年になっても、病気をしないかぎり、ボケからは身を守れる。

しかも、多くの場合、こういう仕事をしてきた人たちは、定年になったからといって、急に家に閉じこもることはしない。

事実、私の知り合いでも自分で会社を経営している人が何人もいる。現役時代に知り合った人脈を駆使し、新しい仕事の開発に余念がない。

つまり、彼らは、老後の人生もクリエイティブに送ることが自然にできるのだから、そう簡単にはボケない、ということだ。

クリエイティブといえば、編集関係の仕事をしている人も、ボケない。なぜなら、彼らは「好奇心」が旺盛だからだ。

「好奇心」ほど、脳を上手に使うものはない。

前頭葉、側頭葉、後頭葉、頭頂葉そのすべてを駆使できるのが、「好奇心」だ。したがって、編集関係の仕事に携わっている人たちは「なんでも見てやろう」という精神さえ衰えなければ、将来ボケる心配はない。ただし、長生きできればの話であるが……。

余計なことだが、広報マン、宣伝マンは会社ではあまり出世しないそうだが、むしろ、「人生の成功」は、定年後もボケずに好きな仕事を続けられることにあると考えてほしい。

元大会社の会長や社長、専務たちがボケて私の病院に入院してくるたびに、そう思う。

認知症のおばあちゃんが増える理由

私の病院には、認知症の女性がたくさんいるが、これまではそのほとんどが専業主婦であったことも書いた。

やはり、いまの高齢の女性たちは、社会で働く機会が少なかったという時代的な背景があったと思うし、たとえ、結婚するまで働いていても、結婚と同時に家庭に入るのが当時の常識であったかもしれない。

男性に比べて、認知症の主婦がなぜそんなにたくさんいるのか、という疑問を持つ人が多いかもしれないが、その理由は簡単である。女性の寿命が延びたからである。

一般に、認知症にかかる率は、八十代で二五パーセント。つまり、四人にひとりがボケることになる。だから、友だちと旅行に行く時は三人で行け、というのが綾小路きみまろ氏のネタである。

冗談はさておき、女性の平均寿命は軽々と八十歳を超えている。

最近の新聞の報道によると、二〇一七年の日本人の平均寿命は、男性の八一・〇九歳に対して、女性はなんと八七・二六歳である。

さらに、現在百歳以上の人は、七万人近くいるといわれ、その大多数が女性だ。私の病院に入院している女性の平均寿命は、らくらく九〇歳を超えている。これまでの最高齢は一〇七歳である。

そうなれば、当然、私の病院でも、認知症になる女性の高齢者の数が多くなるわけである。そして、そのほとんどが、専業主婦。さらに細かく言えば、多くの人が認知症にかかる以前に、夫を亡くしている。あとで詳しく書くが、「配偶者を亡くした夫や妻は、ボケやすい」ということがある。

何もすることがなく、百歳近くまで生きているおばあちゃんに、ボケるなと言うのは無理かもしれない。どんなに高齢化社会だとはいえ、百歳近くになって、健康でボケていない人はめずらしい。だから『百歳万歳』などというテレビ番組がつくられるわけである。

したがって、私の病院では圧倒的にボケたおばあちゃんが多いわけである。だが、時代は大きく変わってきた。女性の社会進出はめざましく、結婚しても働くのは当然のようになってきた。

では、そういうバリバリ働く女性たちは、将来、ボケることがあるのだろうか。

私の病院では、先に書いた元英語の先生がボケて入院したことがあったから、いわゆるキャリア・ウーマンといえどもボケる可能性はあるわけであるが、症例が少なすぎて、いまの私にはなんとも言えない。

しかし、まったくボケないという保証もない。

ここで、ひとつ、社会で現在活躍している、そうしたキャリア・ウーマンに将来、「ボケるかボケないか」テストをしてみようと思う。

もし、あなたが男性で、共働きだったら、ぜひパートナーの女性に試していただきたい。パートナーがボケて困るのは、あなたなのだから。

キャリア・ウーマン「ボケるか、ボケないか」テスト

次にあげる項目のうち、自分にあてはまるものに○、あてはまらないと思うものには×をつけてほしい。

(1)会社に出勤する際、その時の気分しだいで、化粧（アイシャドーや口紅など）の色を

微妙に変えたりする仲間がいるが、自分はそこまでできない。
(2)言いたいことは山ほどあるが、会社勤めをしているからには、社内ではニコニコ笑って、上司にかわいがられるほうが得策だと思う。
(3)取引先の人や顧客に「仕事ができるね」と言われるより、「やさしい人だね」と言われたほうがはるかにうれしい。
(4)結婚生活と仕事を両立させるには、家族の協力が絶対不可欠だと思う。
(5)なかなかやりたい仕事をさせてもらえないが、仕事がおもしろくて給料が安いよりも、仕事がつまらなくても給料が高いほうがいいと思う。
(6)休日出勤など冗談じゃない。プライベートの時間を大切にして、日曜日などの休日はなるべく外出せず、家でゆったりとした気分で過ごしている。
(7)美容院は知らないところに行って、いちいち説明するのもめんどうなので、いつも決まったところに行く。
(8)上司が仕事の接待をよくするが、女性がいたほうがいいからと、得意先の接待に、自分をいちいちつきあわせないでほしい。
(9)実際はきちんと注意したいのだが、新人をいじめているように思われるので、できる

だけ黙っている。

⑽結婚したら、会社を辞めて、家で子育てをしたいと思っている。

この一〇個の項目は、私が勝手に想像して作成したものだから、それほど気にしなくてもいいが、もし、半分以上〇がついた人がいたら、その女性は将来、ボケやすいから気をつけたほうがいいと思う。

特に⑵、⑶、⑸、⑹、⑽のすべてに〇がついた人がいたら、完全に要注意だ。もう、いまからボケ防止のトレーニングをしたほうがいい。

なぜなら、これは、一見、仕事をバリバリこなすキャリア・ウーマンの心のなかに潜む、女性の依存度を測ったテストだからである。

夫婦でも、依存度の高いほうがボケやすい、ということもわかっている。

認知症外来でも、老夫婦で相談に見えた時、どちらが依存度が高いか、すぐにみて取れる。私が質問をした時、すぐに答えず、相手を見たほうが依存度が高いからだ。

「今日は、どちらからいらしたんですか」と奥さんに聞くと、その奥さんは必ずといっていいほど、ご主人の顔を見る。

（ああ、この奥さんはご主人にかなり依存してるな……）

とすぐにわかり、私は、奥さんの認知症の程度を知るためのテストをはじめる。

もちろん、逆のパターンの時もあるが、どちらにしても依存しているほうがボケやすいことには間違いがない。

こうした依存度の高い女性は、ただ仕事をしているからといって、大丈夫というわけにはいかないからである。

逆に、（9）の設問に×をつけた女性は、将来ボケる可能性は低いと言えよう。

人に好かれていい子になってきた人よりも、陰口を叩かれながらでも、正々堂々と生きてきた人のほうがボケないからだ。

バーのママは、なぜボケないのか

かつて、東京の銀座に百歳のバーのママがいたことをご存知だろうか。

有馬秀子さん。二〇〇三年にお亡くなりになるまで、ずっと現役でカウンターのなかにいて、お客さんのお相手をしていた。

百歳の時に、人気番組『徹子の部屋』に出演して、お元気な姿を見せてくれていたようだが、残念ながら、百一歳で亡くなった。店の名前は、たしか「ギルビーA」だったと記憶している。

私は藤沢での生活が長くなり、さすがに、最近は銀座には行かなくなったが、銀座に限らず、そうした一流のバーやクラブに行くと、かなり高齢なママにていねいな挨拶をされて驚くことがある。

しかし、不思議なことに、「バーのママがボケた」という話をほとんど耳にしない。気になって、他の医者やケースワーカーに尋ねてみても、「そういえば、バーのママがボケたって話は聞きませんね」と口々に言う。

これは、とても不思議なことだ。

私はある時、八〇歳になるというママに偶然出会ったので、思わず聞いてみた。

「うちの病院には、ママより若いお年寄りがボケて、たくさん入院していますよ。ママのように、年をとっても、こんなにきれいで元気でいられる秘訣はなんでしょうかね」

すると、あっさりこんな返事が返ってきた。

「欲ですね、私だって、欲がなくなったら、すぐにボケると思いますよ」

欲。誰だって、欲はある。

バーのママには、いったいどんな欲があるのか。ママと同じ年齢でありながら、すでにボケてしまった主婦とどこがちがうのか、私は調査を開始した。

彼女たちにある「欲」の第一は、お金であった。

一般的に言って、バーのママたちは独身が圧倒的に多い。もちろん離婚経験者も含めての話であるが、独身でいるということは、お金が頼りだということだ。

年をとり、子供のいない女性にとって、お金は何より大切だろう。彼女たちは、若い頃からお金のありそうな客を大事にし、その酒の相手をすることが仕事だった。やがて、金の切れ目が縁の切れ目とばかり、次から次へと客を選び、言葉は悪いが、多くのママたちは、自分の金銭欲で人生を渡ってきたのだ。

さらに、自分の店を手放してなるものかと、つねに一生懸命商売に徹してきた。それが、ママたちが「生きる」ということだった。

こうしたママたちの人生と、夫の給料を頼りに生きてきた専業主婦たちの人生。「どちらがボケやすいか」と、比較するまでもないだろう。

それだけではない。ママたちが大事にしているのは、「名誉欲」だ。

同じバーを開くにしても、開店すればどこでもいいのではない。地方よりも都会、郊外よりも繁華街。なぜなら、客筋がちがうからだ。

芸能人から文化人、大会社の社長や重役連、政治家や官僚……日本を動かすような有名人や一流の人物とつきあうことによって、「名誉欲」が充たされる。

もっと言えば、ママたちには、どんなに年をとっても「色欲」がある。

つねに、男たちを相手にし、男たちに見られている快感を味わっている。そのためには、いつも美容院に行き、着物を整え、おしゃれに気を遣わなければならない。しかも、どんなに年をとっても、嫉妬の感情は残っている。八〇歳を過ぎても、「女」なのだ。

そのうえで、彼女たちは、頭の中ではつねにお金の計算を欠かさない。

専業主婦と比較して、バーのママたちがボケないのは、当然のことであった。

「指先を使えばボケない」と言ったのは誰だ！

ボケがいまほど問題になっていない頃、ボケない秘訣として「頭をふだんから使っていればボケない」、「指先をよく動かしていればボケない」とよく言われていた。

いまでも、そんなことを信じている人がいるようだが、これは明らかに間違って伝えられている。

「頭をふだんから使っていればボケない」というのなら、学校の先生はボケないだろうし、学者などは絶対に認知症になるわけがないはずだ。

学校の教師が何人も私の病院にボケて入院してきたことは書いたが、実は、ある学者も秘密裡に入院してきた。その先生は、ある学問の権威で、誰もが尊敬する立派な業績を残した人だった。

秘密裡というのは、その先生がボケたことがわかると、それまでの業績の評価が落ちるというので、教え子たちが人を介して、誰にも内緒ということで密《ひそ》かに入院してきたのだ。もう亡くなったので時効だと思い、その話を紹介するのだが、私にしてみれば、その人の業績がたとえ世界的であろうと、ただのボケた老人であった。

この本の冒頭に書いた認知症の定義そのままに、いま自分がどこにいるのか、目の前にいるのが家族かどうかすら、わからなくなっていた。

この先生は誰よりも、「頭をふだんから使っていた」と私は思う。先生の頭のなかには、それこそ、どれだけの知識が詰め込まれていたかわからない。

しかし、残酷なことに、認知症によって、その知識を頭の中から引き出すことができないどころか、家族や弟子の顔すら認識できなくなってしまっていた。

私の父は、「お金はどんなに貯めても出て行く時は出て行ってしまう。だが、知識を頭のなかに貯めておけば、なくなることはない」といつも口癖のように言っていたのだが、晩年、「頭のなかに貯めておいたものが出て行くような気がする」と言っていた。幸い、ボケることはなかったが、先の学者先生は、ボケて完全に膨大な知識を失った。

先生を慕っていた多くの弟子たちは、この時「頭をふだんから使っていればボケない」というのは単なる迷信であることを知ることになった。

同様に、「指先をよく動かしていればボケない」というのも、俗説である。

なぜなら、私の病院には、寿司屋さんも、ウナギ屋さんもボケて入ってきたからだ。彼らは、それこそ十五の年からずっと「指をよく動かしていた」のである。しかも、晩年、病気で寝込んでいたわけではない。

寿司屋の親父さんの場合は、私の病院に来る三日前まで、店に出ていたというのである。

その店は、地元ではうまい寿司を食べさせることで有名な店だった。ところが、折からの回転寿司ブームで、近所にそんな店がオープンしてしまった。

そんな時、修業に出ていた息子が帰ってきたのを機に、親父さんは息子を中心にもう一度、店の巻き返しをはかった。若くて粋な息子の登場で、再び店は繁盛しはじめ、親父さんは、いい機会だと思って息子の助手になった。

しかし、それが仇《あだ》となった。ふと、気を緩めたのがいけなかったのか、親父さんに物忘れが多くなった。客の注文を間違える。

「何やってるんだよ！」と息子にどなられる毎日が続いた。

親父さんがボケたのは、それから一年後のことだった。

ウナギ屋さんは、ある日、突然、いつもいっしょに働いている奥さんの顔がわからなくなり、「お前は誰だ！」とどなってしまったという。

きっと、そこまでなるまでには、いろいろな症状があっただろうが、ウナギだけはきちんと焼いていたから、誰も気づかなかったのかもしれない。

これだけ読めば、「指先を動かしていればボケない」という定説は存在しないことがわかるだろう。

気になって調べたところ、私のところに、ケースワーカーから、大工さん、左官屋さん、畳屋さんがボケたという報告もなされている。

しかし、「頭をふだんから使っていればボケない」が間違いだからといって、「頭は使わなくてもいい」ということではない。また、「指を動かしても役に立たない」ということでもない。

あえて言えば、**「ふだんから頭を使いながら、よく指を動かしていればボケない」**ということなのだ。

頭を使いながら、よく指を動かす職業とはどんなものがあるだろうか。

ピアニストに代表される音楽家、絵筆を持つ画家、パソコンに向かって文章を考える作家、構図を決めてシャッターを押す写真家、設計図を描く建築家……。

寿司屋やウナギ屋とちがって、芸術家がボケないのは、こうした理由からである。では、ゲームに夢中の子供たちはどうだろう。

いま、「ゲーム脳」が問題になっているが、まだ彼らが高齢者になるには時間がかかるので、結論は出ていない。

あなたの職業は、「ボケるか、ボケないか」テスト

これは、あなたの自分の職業についての認識が、どの程度「認知症」に向かって進んでいるかを調べるテストだ。

次に書かれている項目のうち、自分の考えに近いものに○をつけてみてほしい。

(1)同じ職業の人と比べて、自分は研究熱心なほうだと思う。
(2)現在の職場では自分がいなくては成り立たないと思う。
(3)いまの仕事を死ぬまで続けられたらいいと思う。
(4)現在、自分がやっている仕事は十年前とあまり変わらない。
(5)自分の仕事には、創造性が入る余地がないと思う。
(6)いまの仕事は楽でいいと思う。
(7)上司からの命令通りに動いているのだから、責任はないと思う。
(8)現在の職場は有給休暇がとりやすいと思う。

(9)どう考えても、自分は組織の歯車だと思う。
(10)職種のちがう人とつきあうのは苦手だ。

(1)(2)(3)を除く他の項目に○がつけばつくほど認知症の危険度が高いので、要注意。

性格でわかる「ボケる人、ボケない人」

こうして、私は少しずつではあるが、元公務員からはじまって、認知症と職業の関係を関連づけていった。

すると、それと同時に、ボケる患者には共通の「性格」が存在することがわかってきた。普通、人の性格などはひと言で言い表せるほど単純なものではないのだが、老人の「性格」というものは、大変におもしろいもので、年をとればとるほど、わかりやすくなってくる。

それも、どちらかと言えば、善いとされていた「性格」が悪い「性格」にひっくり返る。たとえば、それまで「あの人は本当に几帳面な人だ」と言われた人が年をとると、「あのおじいちゃん、融通がきかなくて困るよ」と言われるようになるし、「彼女は物事にあんまりこだわらない、おおらかな人だ」と言われていた女性は、「だらしない、おばあちゃん」になる。

実際、こんなことがよくある。

ナースコールが鳴った。担当の看護師が別の患者さんのところに行ったので、別の看護師がベッドに行った。

「どうしたの？　おじいちゃん」

「なんだ、おじいちゃんとは！　私はお前のおじいちゃんではない！」

この患者さんは、病院では優等生とニックネームがついているほど、医師や看護師の言いつけをきちんと守るお年寄りだったので、その看護師は担当ではないせいもあって、つい甘えてしまったのかもしれない。

だが、きちんとしているお年寄りほど、気をつけなければならないのは病院の常識だ。

「君を呼んだのではない、君ではダメだ。担当の看護師を呼びなさい！」

もう、言い出したらきかない。

「あんな人だとは、思わなかったわ」と看護師がこぼしていたが、老人の「性格」をよく表しているエピソードである。

年をとると、性格が変わると言われるが、決してそうではない。「生真面目」は頑固に、「粘り強い」はしつこいに、「楽天家」は能天気な極楽とんぼに、「思慮深い」は陰険に、「人情もろい」は泣き虫に、「しっかりしている」はケチに、「明るい」は何も考えていないに……それぞれ、若い頃の裏返しの性格が目立ってくるだけのことである。

これが老人の特徴でもあり、私はこの現象を**「性格の顕在化」**と呼んでいる。それまで隠れていた裏返しの「性格」が顕著に表面に現れてくるからだ。

お年寄りとつきあう時には、この表裏一体の「性格」を理解しておかないと大変なことになる。

そうした裏返しの性格のなかで、ボケやすい性格、ボケにくい性格が見えてきた。ということは、いま表面に現れている表の性格にも、やがてボケる性格が潜んでいるということである。

では、次に、どういう性格がボケやすいか、詳しく見ていこう。

これも、私の長年の臨床医生活から判明した「既成の事実」であって、決して、推測によるものでもなければ、心理学的考察でもないことを最初にお断りしておく。

几帳面な人はボケやすい

よく「あの人は、本当に几帳面だ」と言われる人がいる。

この「几帳面」とは、本来、どういう意味なのだろうかと思い、調べてみた。

「几」は、象形文字から来たもので、その形からわかるように台に二本の短い柱を立て、横木を渡したもの。そこに、「張《とばり》」をかける。「張」は羽二重の袷《あわせ》の布だったようだが、要するに、「几帳」とは美しい衝立《ついたて》のことで、昔、部屋の区切りに使ったと言われている。

この際に、この几帳の柱にきめ細かい細工を施した面を「几帳面」と言い、そこから物事の隅々まできちんとしなければ落ち着かない人のことを「几帳面のような人」、それが転じて、「几帳面な人」になったそうだ。

こんなことを調べていると、それこそ私が几帳面だと思われそうだが、決してそうではなく、単に、好奇心が強いだけだということも、ついでに言っておこう。

世の中には、言動が論理的に納得がいかないと気が済まない人がいる。

こういう人は、自分でも納得がいかないわけだから、人との関係では、ましてその気持ちが強い。先の看護師の例ではないが、相手が少しでもいい加減なことを言おうものなら、それ以後、信用もしないし、何を言っても、そのいい加減な部分を訂正しないかぎり、認めようともしない。

いわゆる「まあ、いいじゃないか。終わりよければすべて良し、ということにしておこう」という言葉が通用しない。つまり、いい加減が許せないのである。

「いや、そういう処理をするから、同じことが繰り返される。断固として処罰すべきだ」

「それはそうなんだが……」

会社の会議室で、よく耳にする会話だ。

実際、あなたのまわりに、そんな人はいないだろうか。こんな上司がいたら、部下は大変である。こういう人は細かいことまで許せない。

「この喫茶店の領収書、少し高いじゃないか」

「ええ、三人でしたから」

「誰が何を何杯飲んだか、領収書の裏に値段といっしょに書いておきなさい」

たしかに、言っていることに間違いがない。領収書というものは、理由を書く必要がある。だが、「誰が何を何杯飲んだか」まで必要だろうか。

ところが、この上司にとっては、そうしなければ納得がいかないのだ。それが持って生まれたその人の「性格」なのだ。

最初に、はっきり言っておくが、こういう几帳面な人は、間違いなくボケる。

なぜ、つねに理路整然とした考えを持ち、言動もしっかりとした几帳面な性格の人がボケやすいのか。

それは、会社勤めの間は「会社のため」という大義があるからそれでいいが、定年になると、それでは世の中を生きていけないからである。

わかりやすい例をあげよう。

そばの出前をとった。「そばはまだか」と催促して、「いま、出ました」と言われた。ところが、なかなか来ない。

私たちは、そば屋の「いま、出ました」を基本的に信用していない。注文そのものを忘れてはいないか、一応、確認するためだけである。だから、それから十分、十五分経過しようとも、そういうものだと思っている。

「しょうがないな。昼どきだし」

多くの人は、そう思う。たとえ几帳面な人でも、若い頃は、それが許せた。

ところが、先述のごとく、年をとると、性格の裏返しが顕在化してくる。「几帳面」の裏返しは、「融通がきかない」である。

そば屋の出前がやってきた時の、融通がきかない人との会話は想像にまかせるが、「おい、遅かったじゃないか」、「すみません。めずらしく混んでいたもんで……」などという軽い会話で済まないことは明らかである。

一事が万事である。言い換えれば、とても残念なことに、この人が思うほど、世の中はきちんきちんと動いていないのだ。

当然、性格的に許せないことが毎日、続く。新たな友だちもできない。人とのつきあいも少なくなり、家に閉じこもるようになる。

そうなれば、もうボケるのを待っているようなものだ。

どんなにその人が几帳面に生きようとしても、まわりがいい加減に流れてゆく。そうした世間の波に溺れやすいのは、こういう人たちなのである。

エッチな人は、ボケ知らず

私の病院に隣接して、老人ホームがある。

ここでよく見られる光景だが、ちょっと顔立ちがよいおばあちゃんや、若々しいおじいちゃんのまわりには、たくさんの人が集まっている。

そんな光景を目の当たりにすると、どんなに老いても、「色気」というものはなくならないものだ、と思わず微笑んでしまう。

お年寄りたちが恋愛などをすると、若い人たちから「年甲斐もなく」とか「色ボケ」などと嘲笑されるが、私は以前から、「恋多き女」とか「スケベ爺」のほうが、堅物《かたぶつ》の石部金吉のような人より、はるかにボケないと思っているから、「老々恋愛」は大歓迎である。

なぜ、「恋多き女」や「スケベ爺」は、ボケないか。

それは、若い頃のことを思い出してみればすぐにわかる。

異性を好きになれば、自分をよく見せようと努力し、清潔にしたり、髪型から服装まで気を配るだろう。年をとっても同じことだ。

また、あらぬ想像だってするかもしれない。そうした努力によって、脳が活発に動き出す。この段階で、すでに、「老人は老人らしく」と思っている人の脳よりはるかに活性化しているのだ。

一時、韓流ブームがあって、多くの女性がヨン様に夢中になった。韓国ツアーに行く人たちも激増した。また、演歌歌手氷川きよしのコンサートでは、おばちゃんたちが大声で「き・よ・し!」などと叫んでいた。

これこそ、ボケ防止に最適なのだ。

ヨン様や氷川君でなくてもいい。猫でも犬でも「恋しい」という気持ちを抱くこと。これが大切なのだ。

こんな話がある。

ある病院で、心臓病で入院しているお年寄りが、ある日、若い看護師のお尻を触り、問題になった。看護師が婦長を伴い、その病院の院長に文句を言いにきた。

「院長、あの患者さん、許せません。私のお尻をいつも撫《な》でるんです」

院長は、その時に、こう言った。

「いいかい、あのおじいちゃんだってね、人を選んで触っているんだ。いいじゃないか、触らせてあげたって」

「院長先生、それってセクハラです」

するとと、婦長が真面目な顔で言った。

「そうですよ。私のお尻なんか、誰も触ってくれませんからね」

その後、どうなったかはわからないが、私はその話を聞いて、その心臓病のお年寄りは、きっとボケないということを確信した。

若い看護師のお尻を見て、触りたくなるような欲望を持ち続けていれば、脳は明らかに活性化しているからだ。

スケベ心は、ボケから間違いなく身を守ってくれる、ということを知っておいてほしい。

大いなる矛盾、真面目な性格は認知症になりやすい

ここで、私がこれまでの臨床体験から得た知識をもとにして、ボケやすい「性格」、ボケにくい「性格」を参考までにまとめてみよう。

［ボケやすい性格］

・なにごとにもきちっとしていないと気が済まない。
・いい加減なことが許せない。
・決められたことは、忠実に守る。
・世の中の常識を大切にする。
・他人に迷惑をかけることは、決してしない。
・上から言われた命令には、どんなことがあっても素直にしたがう。
・待ち合わせには、必ず先に行って待っている。
・無駄遣いはできるだけしない。
・賭けごと、女遊びは一切しない。
・子供の成長だけが楽しみ。
・自分はエリートだと思っている。
・趣味は少ない。
・人とつきあうのが苦手、孤独が好き。

［ボケにくい性格］

・おおらかで、物事にこだわらない。
・ロマンチスト。
・言いたいことは、どんどん言う。
・約束をしばしば破る。
・異性に興味があり、時々浮気をする。
・宴会の幹事を率先してやる。
・競輪、競馬、パチンコ、麻雀大好き。
・興味のあることなら、どんどん突っ込んでいく。
・人と会うのが好き。
・つらいことが嫌いで、楽しいことが大好き。
・ブツブツ文句ばかり言う。

まだまだ、あげればきりがないが、ほんの少しあげてみただけで、どういう性格がボケるか、おわかりになっただろう。

そうなのだ。世の中の見本とされている「真面目な性格」がボケて、「不真面目な性格」がボケないのである。

女性で言えば、離婚を重ねたり、波乱万丈の生き方をするような女はボケないで、夫や家族のために尽くそうとする「良妻賢母」がボケるのである。

この大いなる矛盾――。

真面目に生きて、ボケない方法はないのだろうか。

もちろん、ある。ただし、生真面目はいけない、ということだ。

あなたの性格は、「ボケるか、ボケないか」テスト

次に書かれている項目のうち、自分にあてはまるものに○をつけてほしい。

(1)どちらかと言うと、誰とでも打ち解けやすい性格である。
(2)いつも何かに向かっていきたい性格である。
(3)よく笑うほうである。

(4)年をとってからも異性とつきあいたい。
(5)「趣味は？」と聞かれたら、「仕事」と答える。
(6)気になることがあると、夜、眠れないことがある。
(7)自分は、真面目だと思う。
(8)しばしば、頑固だと言われる。
(9)何事もきちっとしないと気に入らない性格である。
(10)目下の者とばかりつきあっているほうが楽である。

一〇項目のうち、(1)から(4)を除く他項目に〇がふたつ以上ついた人は、認知症になりやすいから要注意だ。

家庭環境でわかる「ボケる人、ボケない人」

ここまで私は、認知症になりやすい職業や性格について書いてきた。

極論を恐れず言えば、「几帳面な」元公務員や「真面目な」学校の元教師はボケやすく、「遊び好きでネアカな」営業マンや「ちょっとエッチな」芸術家はボケないということだ。

だが、実は、そこにもうひとつ重要なファクターが加わることによって、ボケないはずの営業マンがボケたり、真面目な元公務員もボケなかったりする。

つまり、これまでの分析を知って、職業的にも、性格的にも「私はボケない」と自負していたところで、この最後の関門をクリアしなければ、安心はできないのである。

そのファクターとは、何か。

それは、家庭環境である。

ひとり暮らしか、家族と同居しているか、息子や嫁とうまくいっているか、一戸建てかマンションか、都会か地方か……。

それによって、何度となく例にあげる、ボケる典型である几帳面な公務員でも、ボケない可能性が高くなる。だから、家庭環境は、将来、ボケるかボケないかを決定づける重要なファクターなのである。

家庭環境といえば、まず誰でも頭に浮かぶのは、裕福か貧乏か、ということだろう。

最初に、これだけは言っておこう。

ボケと生活水準は、あまり関係がない。

「赤貧を洗うような生活を送ってきた人はボケない」と書けば、それまでの苦労が認められ、共感を得られるだろうが、その保証はいまのところ、見出せない。

また、逆に裕福な暮らしを子供の頃から送ってきたから、きっとのんびりしすぎて、老後はボケやすいかといえば、そんなこともない。

つまり、将来、その人がボケるかどうかは、金銭的に豊かであるか、貧しいかとは基本的に無関係だということをまず言っておきたいのである。

では、どんなことが、将来のボケるかボケないかに影響を与えるのだろうか。意外に思われることがあるので、マークしておいてほしい。

「親孝行」がボケを呼ぶ

先に、金銭的に豊かであるか貧しいかということと、ボケるかボケないかとは関係ないと書いたが、驚くべきことは、誰が見ても幸福そうな家庭に、意外にボケる人が出てくるということだ。

実際、こんなことがあった。

ある町に代々続く医院がある。先生には、娘がひとりいたが、その娘が地元の大学病院の勤務医と結婚。孫も生まれ、先生は幸せだった。

やがて、先生が六〇歳を過ぎた頃、そろそろ医院を婿《むこ》に任せようと考えた。婿も喜んで大学病院を辞め、先生のあとを継いだ。彼は持ち前の若さと明るさで、すぐに町に溶け込み、患者さんたちも「若先生、若先生」と慕った。

先生も、最初の頃は、週に二日ほど医院に出て、それまでずっと診ていた自分の患者さんだけの診療を行っていたが、五年ほど経った頃から、診療を一切やめ、自宅の書斎で好きな読書三昧の日々を送るようになった。

「先生は、楽隠居ですねえ。いい婿をもらった」

「ああ、おかげさまで左団扇だよ。あとは、孫が医学部に入ってくれたらねえ」

「まだ、ずいぶん先の話ですねえ……」

そんなことを医師会のパーティで後輩と話していたそうだが、それからわずか二年後、その後輩の医師は、先生がボケてしまったことを人づてに聞いた。そんな馬鹿な、と思うだろうが、私にしてみれば、先の寿司屋の親父のように、よくあるケースなのだ。

なぜ、この先生はボケてしまったのだろうか。

原因は「親孝行」、だと私は思う。あまりにも、娘夫婦が先生の後顧の憂いがないように、完璧に先生のあとをやりすぎたのだ。

長年、町の医院をひとりでがんばって守っていた先生に必要なのは、医師の使命感だ。だが、それも、優秀なあと継ぎができたために必要でなくなった。できれば、この時に、週に一回でもいいから、先生の診察時間をつくってあげるべきだった、と私は思う。

人間は、どこかで人の役に立ちたいと願っている。逆に言えば、必要とされなくなった時、生きている意味もなくなってしまうのだ。まして、医師として、町の人々の健康を任されてきた先生のこと。すべてが奪われた喪失感は計り知れない。私も医師として、先生の気持ちが痛いほどよくわかった。

遊び相手だった孫も、大きくなるにつれて遊びに来る機会も少なくなり、先生は本をぼんやり読むだけで、毎日が過ぎていった。そうなると、どんな人でもボケる。

いまでは、何もわからなくなった父親の介護を、娘が涙を流しながら続けている。

鬼嫁が、母親をボケから救う

これは、姑《しゅうと》と嫁の間でも言える。

いい嫁は、姑をボケさせるのだ。

そんな馬鹿な話があるか、という人もいるだろうが、いい嫁など、いまどき、砂のなかから宝石を探すくらい難しいことだが、そのいい嫁が姑をボケさせてしまう。これは厳然たる事実である。

いったいなぜ、いい嫁が夫の母をボケさせるか。

理由は簡単である。**いい嫁ほど、姑の仕事を奪ってしまうからである。**姑が台所に立とうとすれば、「お母さんは、テレビでも見ていてください。私がやりますから」と、姑に何もさせない。

姑は以後五年間、何もしないまま、いつの間にかボケてしまっていた。

その点、私の知人の嫁はすごい。

杖がなければ部屋のなかを歩けないほど衰えた姑を、いつの間にか、杖がなくても歩けるようにしたのだ。

どうやって、それを実現したのか。

嫁は、まず姑が歩けなくなった時、公立のショート・ステイに連れて行った。

「お母さん、私、忙しいから、三日間、ここに泊まってて」

公立の施設だから、そこにはボケた寝たきりのお年寄りたちが、多数、ただ「うーうー」とベッドに唸《うな》っていた。姑は、頭はまだしっかりしていたから、嫁に必死で「家に帰りたい」と訴えた。

「わかったわ、お母さん、じゃあ、家に帰ったら、自分のできることは自分でやるのよ」

「うん、がんばる」

姑の頭の中は、ボケたり、寝たきりになったら、あの施設に入れられると思うから、必死のリハビリをはじめた。そのせいか、いまでは自分で雨戸も開けられるし、冷蔵庫から飲み物を取り出すこともできるようになった。

さらには、朝、ドリルをやり、新聞のコラムを声を出して読んでいるという。

「いやー、先生のおかげですよ。いい嫁は親をボケさせるって言ったら、うちの女房、さっそく鬼嫁に変身しましたからね」

知人はそう言って笑っていたが、わざわざ鬼嫁になった奥さんも大したものだと思う。

よく「嫁姑戦争」と言うが、ボケという観点からみれば、大いに歓迎である。

「冗談じゃない、嫁に負けてたまるか」

この気持ちがあるかぎり、お母さんはボケないのだから。

母親をボケさせたくなかったら、奥さんを鬼嫁に変身させることである。

夫は妻を失うと、ボケる

お年寄りがボケてしまうパターンのひとつに、「環境の一大変化」がある。

お年寄りがいるのに、「家を新築したり、引っ越しをしたりしてはいけない」と言われるのは、そのためである。もちろん、骨折などで、入院させるのも同様だ。

新築や引っ越し、あるいは入院がボケの原因になるのは、そこがお年寄りにとって、それまで見たことがないところだからである。

私たちでも、酔って友人の家などに泊まり、ふと目を覚ました時、そこが見慣れない風景だと思わず飛び起きるだろう。そして、しばらくして、「ああ、昨夜、酔っ払って、友だちの家に泊まったんだ」と理解できるが、それができないのが、お年寄りなのだ。

古い家ならば、柱のきずなどを発見し、「ああ、ここは私の家だ」と思えるが、新築の家だったり、引っ越した家だったら、いま自分がどこにいるのか、大変に不安になる。

そうなると、「家に帰りたい」と言い出すのは、目に見えている。

「何、言ってるの、ここが新しい家でしょ」といくら言おうとも、お年寄りの頭の中は「ここは私の家ではない。早く家に帰らなければ……」という思いでいっぱいになるのだ。

ついには、息子や娘は怒って大声を出してしまう。そうなると、お年寄りにはさらなる恐怖が襲いかかり、何としてもこの家から逃げ出そうとする。それが、徘徊である。

このように、お年寄りには「環境の変化」についていけないのだ。

そのなかで一番ショックなのが、配偶者の死である。これは、高齢者にとって、それまでに体験したことがない「環境の一大変化」だと思っていいだろう。

特に、男性のお年寄りの場合、いつも自分の世話をしていてくれた奥さんが突然亡くなると、日常のその変化に耐えきれず、ボケてしまうケースが多々ある。

一般に、**高齢者の場合、奥さんが亡くなると、夫は三年以内に死ぬ確率は高くなる。**

まさか、自分が取り残されることはないと思っていたために、「なぜ俺がこんな目にあわなければならないんだ」という激しいストレスがかかり、それがガンを誘発するとも言われている。ガンにならなくても、確実にボケていく。

反対に、夫を先に亡くした妻のほうは、どういうわけか、ボケる確率が低い。その理由が、長い間の抑圧から解放されるからだとしたら、私には何とも言いようがない。

尽くす妻はボケて、浮気妻はボケ知らず

かつて、浮気といえば、夫がするものであった。

だが、時代が変わると、妻も大胆になり、「W不倫」などという言葉が流行するようになった。いったい、夫婦関係はこれからどうなるのだろうか。

医師である私が、「浮気」を論じることもないが、実は、ボケという観点から言うと、「尽くす妻」よりも「浮気妻」のほうがボケないから、ややこしい。

なぜ、浮気をするような派手な妻がボケないかと言うと、彼女たちはつねに「刺激」を求めているからである。

好きな人が存在することによるトキメキは、脳を著しく活性化する。さらには、秘密を持つことによって、夫婦間に緊張感が生まれ、それがおのずとボケ防止につながるのだ。

「先生は、女性の浮気を勧めるのか」と詰問されそうだが、私の病院に認知症で入院してくる真面目な夫婦を見れば、私が多少の浮気を認めざるを得ないのもわかってほしい。几帳面で真面目な夫たちと、健気《けなげ》にもその夫に一生尽くしてきた貞淑な妻たちが、次々と認知症になっている現実を直視した時、私は複雑な気持ちにならざるを得ないのだ。

もちろん、浮気はいけない。だが、**せめて「恋ごころ」だけは失ってほしくない**、というのが私の本音である。

マンションより一戸建てのほうが、認知症になりにくい

家庭環境の最後は、高齢者はどこに住んだらいいのか、という問題である。

最近、超高層マンションに住んでいる高齢者の姿を見かける。たしかに、都心に一戸建てを持つことは大変だが、いま、一戸建てに住んでいるお年寄りがいたら、できるだけ、そのまま暮らしてほしいと私は思う。

なぜなら、一戸建てに住んでいるほうがボケにくいからである。

というのは、お年寄りにとっては、たとえ狭くとも、長年住み慣れた一軒家のほうがい

いからだ。

たとえば、一軒家なら小さな庭があるだろう。盆栽や植木鉢を置ける場所もある。そこには、土の感触があり、夏なら縁側でスイカを食べることもできる。

さらには、一軒家のいいところは、開放的だということだ。玄関先に出れば、通りすがりの近所の人たちとあいさつを交わすこともできるし、郵便配達や宅配便の人たちとの交流もできる。

そうした交流が、お年寄りには何よりも大事なのだ。

マンションの四角い箱の中では、人と接することができないばかりか、風や日光、雨や雪、花や虫との接触も少なくなるだろう。

私の病院でも、月に一回、患者さんたちを車イスに乗せて、外に出すことにしている。すると、太陽を浴び、風に吹かれることで、患者さんたちの表情が生き生きしてくる。認知症の患者さんですら、そうなのである。

一戸建ての家には、「自然」や「人」という名のボケ防止のための大きな味方がついていると考えたらどうだろう。

若い息子や娘の都合で地方から呼び寄せられて、都会でのマンション生活などともなれば、老いた親こそ最大の被害者である。

一戸建てに住んでいた人が、年をとってマンション暮らしをするのは、賛成できない。慣れない環境で、すぐにボケがはじまるかもしれないからだ。

家庭環境によっては、ボケなくて済んだ人まで、ボケさせてしまうこともあるのだ。最後に、こんなテストをやって、あなたをめぐる家庭環境がどこまで認知症と関係するか、試してみてほしい。

あなたの家庭環境は、「ボケるか、ボケないか」テスト

次のうち、あてはまるものに○をつけてみてほしい。

(1)老後には第二の人生があると思う。
(2)宴会や集会では、進んで幹事をやるほうである。
(3)老後は、親は親、子供は子供だと考えている。
(4)年をとったら田舎の静かなところで暮らしたい。

⑸家計は妻（または夫）まかせである。
⑹子供の教育だけが生きがいだ。
⑺老後は子供がいるから安心している。
⑻仕事が終わったら定時に戻り、あまり人とつきあいたくない。
⑼早く年金をもらって、生活したい。
⑽洋服の趣味は、妻まかせである。

この一〇項目のうち、⑴から⑶を除く他項目に、二つ以上、○が多くついた人は、要注意である。

第4章

今日からできる「絶対ボケない生活」

定年後の生活で決まる「ボケる人、ボケない人」

ここまで私は、私の病院に認知症で入院してくる患者さんや、認知症外来での診断から、いまはたとえ元気でも、やがてボケて、認知症になりやすいタイプの人を特定してきた。かなりの確率で当たっていると思う。

さらには、職業別、性格別、家庭環境別に分け、ボケる可能性があるか、テストも試みてもらった。

その結果、大きく分けて、「ああ、自分は大丈夫だ。よかった、よかった」と安心した人たちと、「ひょっとしたら、自分は認知症になるのかもしれないな」と不安を抱いた人たちの二つのタイプに分かれたことだろうと思う。

なかには、会社の先輩や友人たちの顔を浮かべながら、「あの人は、会社ではエラくなったけど、定年になったらきっとボケるな」とか、「彼は出世はしないけど、将来は絶対、ボケないタイプだな」と想像をめぐらせたかもしれない。

しかし、ここに「誰もが絶対ボケない生活術」が存在すると言ったらどうだろう。

私は「几帳面な公務員はボケやすい」と断定した。「古文の先生もボケる」と書いた。「趣味が特にない経理マン」も危ない、「家督を子供に譲ってはいけない」とも記した。

だからといって、職業を変えるわけにはいかないし、性格も生まれつきだから、変えようがない。家庭環境だって、そうだ。

だが、将来、認知症になる可能性の高いそんな人たちでも、毎日の生活をこれから述べる「ライフスタイル」にすれば、将来、認知症になる心配はないと言えば、実行してくれるだろうか。

老後、ボケたくないと思うのなら、いまからやれば、まだ、十分に間に合うのだから。

問題は、明らかに、定年後である。**男性の場合、定年後、どう生きるか、それでボケるかボケないかが決まる**と言っていいだろう。

会社から「もう来なくてもいい」と言われたその日から、二〇～三〇年間、何もしなければ確実にボケることはわかっている。しかし、だからと言って、何をしたいか決まっていない。どう生きていこうか、考えてもいない。そんな人たちが実にたくさんいる。むしろ、老後の生活を現役時代から計画している人は少ないだろう。

定年になった人はおわかりだろうが、定年後の生活は、実に退屈だ。

たとえば、仮に月曜日から日曜日までの一週間、朝の起床から夜の就寝までの二十四時間の「時間割」を作ったとしよう。

会社員時代の月曜日から金曜日は、起床、朝食、会社、帰宅、入浴、就寝。土曜日や日曜日、祝日は、起床、ゴルフ、帰宅、入浴、就寝か、または起床、ゴロゴロ、昼食、外出、帰宅、就寝などと記入すればよかった。

しかし、定年後はそうはいかない。一日は二十四時間、そのうち八時間は就寝にあてたとしても、まだ十六時間もある。

起床、ゴルフ、帰宅、入浴、就寝と、一日はマス目を埋められるが、あと六日間はどうしたらいいのだろうか。とにかく、一週間の時間割の大半を会社と書けばよかったことが、まったくの空白になってしまうのが、定年後なのである。

しかも、恐ろしいことに、それが二〇～三〇年の長きにわたって続くのだ。

これでは、あなたがどんなに、職業、性格、家庭環境の各テストで、ボケにくいタイプの人であると断定されても、心配ではないだろうか。

たとえあなたが、ボケない代表の明朗闊達な営業マンであろうと、定年後の過ごし方によっては、ボケないともかぎらない。逆に、ボケやすいといわれる生真面目な公務員でも、定年後の生活をしっかりと送ることができれば、ボケない老後が約束される。

つまり、あなたが将来、ボケるかボケないかは、定年後のライフスタイルで決まるということである。

認知症は、突然やってくる！

第一章で、認知症の権威、長谷川和夫先生が認知症になったという話を書いた。

長谷川先生は、別に老後、何もせず、家で悠々自適な生活を送っていたというわけではない。

むしろ多忙で、八十九歳になられるまで現役で各地で講演をされていたほどであった。

だから、まさか、自分が認知症になるなど、まったく考えていなかったにちがいない。

そんな先生ですら、認知症になってしまうのである。

先生の談話が載った記事のなかで、私がとても興味を抱いた部分があった。

それは、先生は次の順番で、人は本格的な認知症に進んでいくと思っていたというのである。

いまがいつかわからなくなる。

いま、自分がどこにいるのか、はっきりしなくなる。

そして、目の前にいる人が誰かわからなくなる。

だから、それさえわかっていれば認知症にはならない、と信じていたわけだ。

実際、ご自分の研究で、そういう人が多かったから、そう信じていただろうし、発表もされていたにちがいない。

ところが現実は、ちがった。

まず「自分が話したことを忘れてしまう」ことから始まって、「あれ、おかしいな?」と思うようになったというのである。

やがて、昨日はそんなことはなかったのに、今日になったら、いまがいつかわからなくなった。そして、家に鍵をかけたか心配で、何度も家に確認のために戻るということが続いて、自分が認知症であることを知ったというのである。

認知症研究の第一人者の先生ですら、認知症はどういう形ではじまっていくかがわからない。つまり、私たちは、いつ、どこで、どんな形で認知症と診断されるかわからないということである。

「攻撃は最大の防御である」という言葉があるが、認知症から確実に自分を守るには、「絶対ボケない生活」を率先して送ることしかないと言っていいのかもしれない。

軽度認知症の前に、「フレイル（虚弱）」の段階がある

いま、「認知症は、突然やってくる！」とあえて書いたが、それはあくまで患者さんやその家族側から見た話である。

医学的には、長年にわたる不摂生や栄養過多、喫煙などから起こる成人病と同じように、認知症もまた実は、健康な状態から、要介護までの間に、いくつかの段階を経てかかる病気だということも知っておいてほしい。

その段階とは、次の通りだ。

①健康
②プレ・フレイル（前虚弱）
③フレイル（虚弱）
④軽度認知症
⑤認知症

「フレイル」という耳慣れない言葉が出てきて戸惑う人もいるかもしれないが、わかりやすく言えば、人間誰にでも起こりうる「老化による衰え」である。

つまり、「あれ？　なんだかおかしいぞ」と認知症が疑われるまでには、患者は誰もがこの「フレイル」という段階を経てきているということである。

しかし、この「フレイル」は、単に「肉体の衰え」だけを指しているのではない。「身体の虚弱」、「心と脳の虚弱」、そして「社会性の虚弱」という三つの「フレイル」が、認知症になる前に起こっているということである。

「虚弱」を「老化」と言い直せばわかりやすいかもしれない。認知症は突然襲ってくるのではなく、まず体力が衰え、気力を失い、頭を使わず、人と交わらないという状態が続くと、認知症になりやすいということである。

そう言われれば、この三つの「フレイル」、定年後のサラリーマンに当てはまると誰もが思ったにちがいない。だから、定年は、認知症への階段の入口だと言われるのである。

しかし、ここで大事なことは、**認知症は進行性でかかったが最後、決して治ることはないが、「フレイル」は可逆性、言い換えれば、努力すれば「元に戻ることができる」**ということだ。

先の②③の段階で、これ以上先に進まないように、あるいは①の状態に近い若さを取り戻すようにがんばれば、認知症になる危険もないし、最悪でも、日常生活を送るのに不自由のない軽度認知症で一生を終えることができるというわけである。

明らかに心身が弱ってきたと自覚したら、いま自分は軽度認知症の前の段階の「フレイル（虚弱）」の状態にいると確信してほしい。そして、その「フレイル」を身体を動かすこと、心と脳を活性化すること、人と大いに交わることで、若くて心身とも健康だった昔に戻す努力をしてほしいと切に思う。

ボケない人には「七つの習慣」があった！

では、実際の生活のなかで、「絶対ボケない」ためにいったいどんなことをしたらいいのだろうか。

私は、長年の研究で六十歳でもボケた人を見てきたし、逆に九十歳でもまったくボケていない、ボケないどころか、こちらが負けそうなカクシャクとしたお年寄りにもたくさん出会ってきた。

先の例でいえば、体力、気力、知力、社会性がどうしても衰えやすい「フレイル」の段階を、きっと上手に生き抜いてきた人たちにちがいない。

また、私の病院では、隣に「サ高住（サービス付き高齢者住宅）」を建設し、その経営にも携わっているので、これまで研究のため、特に、まったくボケていない元気なお年寄りたちの日常生活をつぶさに観察してきた。

その結果、彼らには共通した「七つの習慣」があることとわかったので、ここで紹介しよう。これは、決してボケることなく、ピンピンコロリの人生を望む私たちには、間違いなく、参考になるので、ぜひ実行してほしい。

最低行ってほしい三つの習慣

認知症患者と四十年向き合ってきた私には、まだボケていないが定年が近いような年齢の人や先述したフレイルの自覚がある人には、認知症になるのを防ぐために、そして、軽度の認知症になってしまった人にも「ぜひとも生活習慣としてほしいこと」がある。

先ほど言ったように、本当は「七つの習慣」としたいのだが、七つもやるのは大変だという人もいるだろうから、まずは最低行ってほしいものとして次の三つを挙げておこう。

1　体を動かす（散歩する）
2　回想（思い出す、日記をつける）
3　孤立しない（人と会う、社会参加する）

この三つだが、それぞれについて説明していこう。

1　体を動かす（散歩する）

まず1の「体を動かす」だが、これは、すでにエビデンスがある、つまり実証されているものである。

カナダで五年かけて行われた研究によると、**何も運動をしなかった人は、週三回以上散歩、あるいはそれ以上の運動をしていた人よりも一・五倍も認知症になりやすい**ことがわかっているのである。

体を動かすとなぜ認知症予防、あるいは軽度認知症の改善につながるかと言えば、簡単に言えば、血の流れが良くなる。脳に多くの血液が流れ、血圧も正常化し、それによもなって、脳の代謝がスムーズに行われる。

これが記憶力や思考力に良い影響を与えると考えられるのである。

運動は肥満を防ぎ、筋力の衰えを改善する。つまり身体のフレイルを改善することで、認知症の手前で起こる身体の老化・衰弱を遅らせることができるという面も大きい。

さらに、私の経験から、糖尿病と認知症は関係が深く、糖尿病の人はそうでない人の数倍は認知症になりやすいと考えられる。だから、運動して血糖値をコントロールすることも認知症予防につながるのである。

運動と言ってもいろいろあるが、一番簡単で習慣化しやすいのはウォーキング、つまりは「散歩」である。

元気なお年寄りの朝は、早い。夏など朝の六時ごろには、もう外に出て散歩をしている。それも、けっこう速足で、実に気持ちよさそうに歩いている。

そして、すれちがう人には「おはようございます」と必ず挨拶をし、公園などでは世間話に花を咲かせている。

私は、あくまで観察・研究のためなので、週二日も公園に行けばいいほうだが、彼らのペースで歩くのはかなり疲れる。

朝の散歩は、間違いなく脳の血流をよくするだけでなく、足を鍛えることで将来寝たきりにならないための訓練にもなっている。これが、認知症から身を守ることにつながっているのだ。

しかし、残念なことに、散歩をしてさえいれば、絶対にボケないとは断言できない。実際、私の病院に入院してくるお年寄りにも、ボケが発症する前日まで毎日、散歩をしていたという人もいたのだから。

このお年寄りは、散歩のおかげで肉体的には健康であった。だが、ボケた。したがって、私が紹介する散歩術は、ボケないための散歩でなければならない。

では、ボケないためには、どんな散歩をしたらいいのか——。

私は、**「研究散歩」**を勧める。

つまり、何かを研究するために、毎朝、出かけるのだ。いや、研究というと大げさになるが、散歩しながら、何かをする。

絵を描くことが好きな人なら、スケッチブックを持って行き、道端に咲いている野草をスケッチするのもいい。写真が好きな人は、朝の散歩で出合う犬の写真を撮って、飼い主にあげれば喜ばれるだろう。いま、流行の俳句が好きな人は、散歩の途中で、一句浮かぶかもしれない。

たとえば、散歩の途中で可憐なたんぽぽが咲いているのを見つけ、それを俳句にしようと考えたとする。

この時、「たんぽぽが健気に咲いている」という感動が生じるのは、右脳の働きである。ところが右脳はそうした感情を言葉にする能力がないため、感じて記憶するだけ。この右脳で生じた感情を脳梁《のうりょう》と呼ばれる器官を通じて左脳に伝達すると、左脳はその刺激を受けて、言葉をつくり、再び脳梁を通じて右脳に戻り、その言葉が適当かどうか、記憶と一致しているかどうか確認する。

俳句に限らず、散歩の途中で出合ったことを言葉で表現することは、こうした右脳と左脳の働きを高め、ふたつの脳の分野を交互に活性化することにつながるのだ。

テレビで盛んに行われている「ぶらり旅」もいい。これなら誰でもできる。ちょっと路地に入っていき、これまで知らなかった建物や神社をていねいに見て回ったり、ユニークなお店を見つけ、あとで入ってみたり……。出会った人と歴史を語るだけでも、脳は活発に働く。

そうしたことが苦手なら、「考える」だけでもいい。

私は京都出身だが、京都の東山には「哲学の道」という散歩道がある。

京都大学教授だった哲学者西田幾多郎が思索する時に、若王子《にゃくおうじ》神社から銀閣寺までの道を好んで歩いたところから、その名がついた。

つまり、何かを考える時に、散歩はとてもいい。すがすがしい空気を吸いながら歩いていると、いい知恵や考えが浮かぶ。私も、自分の身近に起こった問題を、散歩によって何度も解決したものである。

私の個人的な例で恐縮だが、何か困ったこと、じっくり考えなければいけないことがあったら、家を出て、散歩をすることを勧めたい。

考えることも面倒だという人でも、散歩はいい。

たとえば、散歩をしながら、「ああ、いい天気だ」とか「風が気持ちいい」とか感じることがあるだろう。それだけでも、脳は刺激を受けるし、その分、血流が増えるのだから。

何もせずに、ただ家でぼんやりしているより、どれだけ認知症予防になるか、もうおわかりだろう。もちろん、あんまり考えることに夢中になって、交通事故や転倒にはくれぐれも気をつけて。

ボケない歩き方があった！

次に散歩のしかただが、気をつけてほしいのは、次の五項目だ。

(1)歩きはじめて三〇分たったら、疲れていなくても休む。
(2)体が不調の時は、決して無理をしない。
(3)暑い日、寒い日、雨や風の日は避ける。
(4)できるだけ、つま先を意識して歩く。
(5)少し高価でも、はきやすいシューズを選ぶ。

このなかでも、特に(4)は、脳に刺激を与える歩き方としては、最適である。

人間の足には、思ったよりも多くの血管があり、特にふくらはぎは「第二の心臓」と呼ばれているほどだ。

それに、つま先と脳は太い神経で結ばれているから、つま先に刺激を与えると、いったん下がった血液が再び勢いよく心臓に戻る。

心臓に戻れば、また脳にも血流が多量にめぐっていく。ということは、散歩の時に、できるだけつま先を意識して歩けば、それが脳に刺激を与え、脳の活性化を促し、ボケの予防になるということだ。

ましで、先述のごとく、散歩の途中で絵を描いたり、写真を撮ったり、俳句をひねったり、何かを考えたりして、脳を動かしているのだから、脳はますます活性化するばかりである。

家で、いやいやドリルをやるより、はるかに認知症防止になると思うが、どうだろう。歩くことで健康になり、そのうえ、脳が活性化するのだから、ボケたくなかったら、朝の散歩はぜひ続けてほしいと思う。

2　回想する（思い出す、日記をつける）

認知症になると、さっき何を話したか、きのう何を食べたかなど、次から次へと忘れていく症状が現れる。

認知症でなくても、歳をとると「あの俳優の名前、なんだっけ？」「あそこの店はなんという店だっけ？」といったことが多くなるのは誰でも経験することだろう。

つまり「脳のフレイル」の兆候は加齢とともに徐々に進行していくのだ。こうした段階、あるいは、まだ家族の顔や名前を忘れるといったところまでいっていない軽度の認知症の段階ならば、「回想する」習慣をつけることをぜひ行ってもらいたい。

回想、つまりは思い出すことだが、これを習慣づけるために、お勧めしたいのが「日記」である。

いや、日記と言っても、大したことはない。

その日、やらなければいけないことを前日までに書いておく。

夜、その日に起こった楽しかったことを書く。

この二つだけでもいい。

九年ほど前に私は、これをカレンダーに書き込めば、今日が何日かわかるから一石二鳥だと考え、日付の下に三行の太い書き込み欄を付けた「ボケないカレンダー日記」を考案・製作して、患者さんたちに喜ばれた。（写真参照）

書き込みのできるカレンダーや大きめの日記帳でももちろんいい。そこに、毎日書き込みを続けるのだ。

朝、散歩に出かける前にやること。それは「今日の予定」の確認である。今日がゴミ出

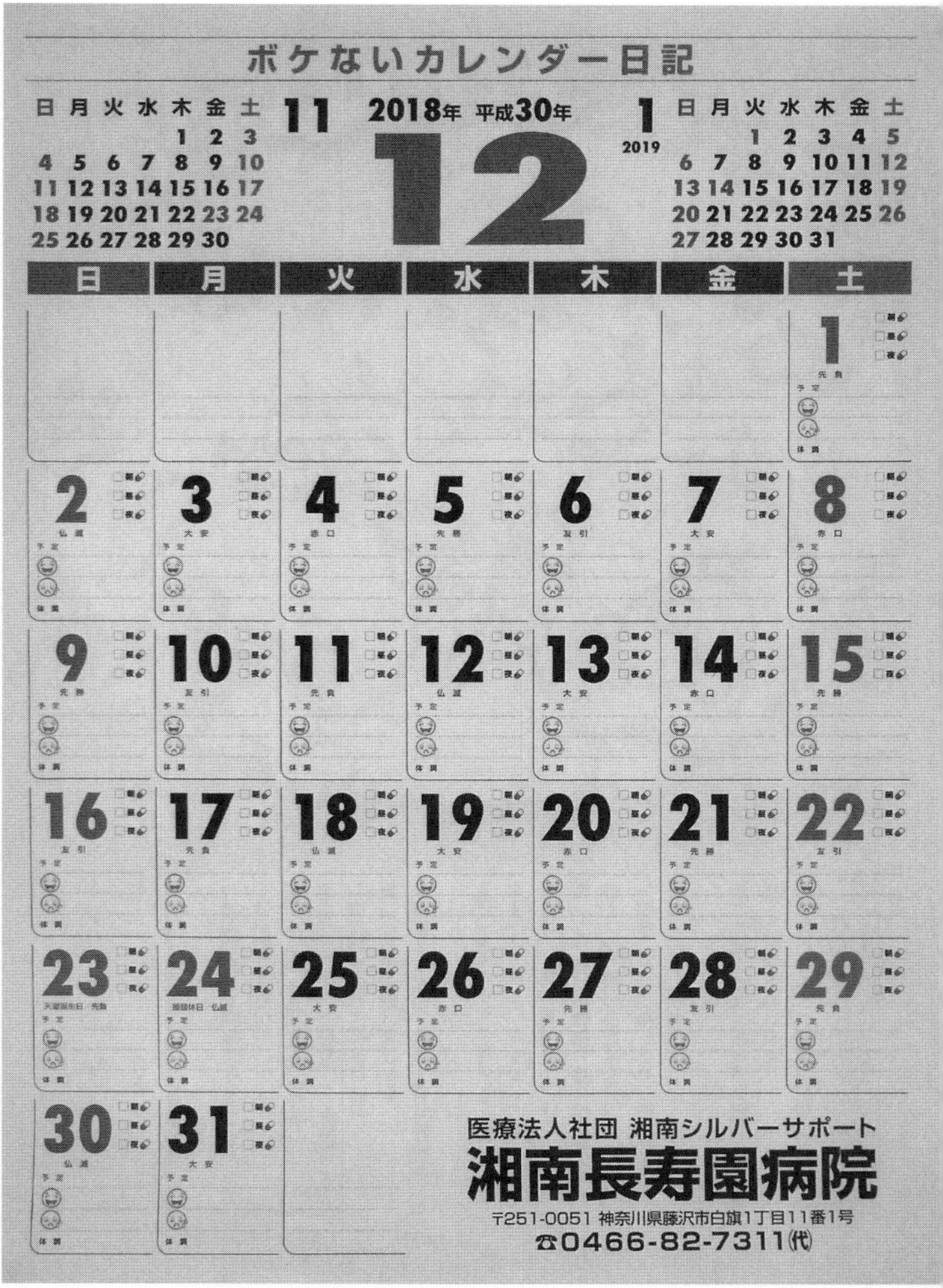

ボケないカレンダー日記

2018年 平成30年 12

11

日	月	火	水	木	金	土
				1	2	3
4	5	6	7	8	9	10
11	12	13	14	15	16	17
18	19	20	21	22	23	24
25	26	27	28	29	30	

1 2019

日	月	火	水	木	金	土
		1	2	3	4	5
6	7	8	9	10	11	12
13	14	15	16	17	18	19
20	21	22	23	24	25	26
27	28	29	30	31		

日	月	火	水	木	金	土
						1 先負
2 仏滅	3 大安	4 赤口	5 先勝	6 友引	7 大安	8 赤口
9 先勝	10 友引	11 先負	12 仏滅	13 大安	14 赤口	15 先勝
16 友引	17 先負	18 仏滅	19 大安	20 赤口	21 先勝	22 友引
23 天皇誕生日 先負	24 振替休日 仏滅	25 大安	26 赤口	27 先勝	28 友引	29 先負
30 仏滅	31 大安					

□朝 □昼 □夜　予定　体調

医療法人社団 湘南シルバーサポート
湘南長寿園病院
〒251-0051 神奈川県藤沢市白旗1丁目11番1号
☎0466-82-7311㈹

しの日であれば、奥さんの代わりにゴミを出す。病院に行く日であれば、それをカレンダーや日記でしっかりと確認して出かける。

特に大事なことは書くことよりも、**「思い出す」**ことである。

もし、あなたが一人でテレビを見ていて「えーと、この女優さん、誰だっけ？」と思ったとしよう。

しかし、なかなか思い出せない。「えーと、ほら、あれに出てた……」とつぶやくが、その「あれ」が出てこない。悔しい。でも、なかなか思い出せず、とうとう出てこなかったとする。

しかし、だからと言って落ち込む必要はない。なぜなら、この「思い出そうとしている」間、あなたの脳の中には、大量の血流が注ぎ込まれているからだ。これを繰り返しているかぎり、あなたがボケる可能性は低いと言っていい。

とにかく、思い出そうとすること、考えることを続けてほしい。

なぜなら、回想を続けた人と続けなかった人では、雲泥の差があることがわかったからである。

何年にもわたってカレンダーに一生懸命、今日やるべきこと、その日起こったことなどを必死で思い出しながら書き込んでいたあるおばあちゃんの記憶力が、確実に蘇ってきた奇跡を私はこの目で見てきた。効果は実証済みである。

その一方で、カレンダーを渡しても何も書き込まない人たち、あるいは、最初は書き込んでいたが、途中で面倒になったのか続かず、どんどん認知症が進行していった人もたくさんいた。

何事も根気よく真剣に——。

「絶対ボケない生活」は、そういう人たちへの神様からのご褒美なのかもしれない。

3 孤立しない（人と会う、社会参加する）

定年後、わりと早くボケやすい男性の多くに、ある典型的な特徴がある。

それは、長年にわたって「会社人間」であったために、自分が住んでいる地域に友だちがいないことである。

自分が住んでいる町の飲み屋に入っても、顔は知っていても話したことのない人たちばかりで、飲んでいてもおもしろくないから行かなくなる。町内会の集まりも出ない。出かけるのは、奥さんばかり。

つまり、家に閉じこもって誰とも会話せず、一人でテレビばかり見て大半の時間を過ごすことになるわけである。ひとり暮らしの人ならなおさらそうなって「孤独老人」になってしまう。

こうなると、ボケやすいのは誰でもわかるだろう。刺激がないから脳や心のフレイルがどんどん進行し、やがて認知症になっていくのである。家にばかりいて散歩もしなければ、身体のフレイルも進むのでなおさらである。家でテレビの前でボーッとしている時間の長い人ほどボケるという統計も出ていることをつけ加えておこう。

もし、あなたがそういう立場であったなら、ぜひ近所付き合いを始めることをお勧めする。

と言っても、今まで挨拶ぐらいしか交わしたことのないご近所さんと仲良くなるのは難しいかもしれない。

すでに趣味のサークルなどに入っている人なら、その活動にいままで以上に積極的に参加するのもいいだろう。また、昔の友人や会社の同僚だった人たちに声を掛け、月に一度でもみんなで集まっていろんな町を散策したり、懇親会を開いたりするのもいい。

それも無理なら、町のコミュニティセンターのようなところに行ってみるといい。趣味講座のメンバー募集から、ボランティア、合唱団、囲碁や将棋クラブ……さまざまなグループのチラシが躍っている。

インターネットで検索すれば、こうしたグループはたくさん紹介されているようだから、そこで良さそうなものを見つけてもいい。

そうしたなかで「ぜひやってみたい」と思うグループに参加してみる。最初はなかなか勇気がいるかもしれない。でもそれが、「絶対ボケない生活」につながるのだから、ぜひ勇気を出して、地域に飛び込んでみることだ。

徹夜マージャンもOK

さて、「孤立化しない」ためには、身近な人とマージャンを通じて交流するのも、認知症を予防するのにとてもいいことである。

なかには、「午後はマージャンするから、私はボケない」という人もいるかもしれない。

私の父も、マージャンが大好きだった。それこそ、亡くなるひと月前まで、自分の息子と同い年ぐらいの若い人たちと卓を囲んでいた。

私もよくいっしょに卓を囲んだが、父の私に対する闘争心は大したもので、なかなか手ごわい相手であった。

父は若い頃からやっていたが、いっしょにやっていた仲間が次々と亡くなったり、病気になったりして、メンツが集まらなくなった。そこで、今度は息子の世代を相手にしだしたのである。

父の例をあげるまでもなく、好きな人はやめられないこのマージャン、はたして、ボケ予防になるのだろうか。

実は、これは、ボケ予防に最適なのである。

なぜなら、マージャンは一度たりとも同じ手がこないのだから、手づくりを一回一回、楽しめるゲームだし、四人でやるから相手の手を推測する楽しみもある。

敵が高い手を狙っていることがわかったら、安い手で上がってしまって、がっかりさせることもしばしばだし、なにより、運を味方にすれば、初心者でも結構、勝てたりするからおもしろいのだ。

さらには、お互いに牽制するなど、かけひきもあるから、**マージャンをやっていれば、まず、間違いなく、ボケる心配はない**と言えよう。

ただ、マージャンはやりはじめると、やめるころ合いがむずかしく、徹夜でやってしまうことも少なくない。

中高年になったら、徹夜マージャンはやめたほうがいいと言う医者もいるが、私の場合は父親の徹夜マージャンに何度もつきあってきた経験から、その功罪をよく知っているので、自分の患者には特に禁止していない。

いくらマージャン好きでも、毎日毎日、徹夜をするわけではないし、特に定年後は翌日、眠れるだけ眠ればいいのだから。第一、ひと晩徹夜しただけで、そんなに健康状態が変わるものでもない。

それより、マージャンをやらないでいるほうがよほどボケやすい。

温泉に行けばマージャン、友だちが訪ねてきたらマージャン、というマージャン狂はボケ知らず。

もし、あなたがかつてマージャンをやったことがあったなら、月に一回でも仲間を家に呼んでマージャンをしたらどうだろう。

実は、私も月に一回、仲間たちとマージャンを楽しみながら、ボケ予防をしているのだ。

カラオケは最高のボケ防止

いま、どの店に行っても、酒を飲む席で欠かせないのがカラオケだ。

また、お酒を飲まなくても、カラオケを楽しむ人はたくさんいる。最近ではまったくご無沙汰だが、私も若い頃はカラオケでよく歌ったものである。

カラオケは、日本のいままでのコミュニケーションのなかでの一大革命ではないかと私は思っている。これほど素晴らしい文化は、かつてなかった。

カラオケを通して、どれだけの人が人間関係を円滑にしたか、さらに言えば自己改革を遂げたか、想像できないほどだ。

たとえば、引っ込み思案だった人が、カラオケに夢中になり、今ではマイクを持ったら放さなくなったという話もよく聞く話だし、歌に自信がついたことによって、何だか別人のように生き生きしてきた人もめずらしくない。

そういう意味から言っても、カラオケが果たした役割は大きいと言える。

一方で、「カラオケは大嫌い」という人もいないではないが、カラオケはいくらでもやっていい。特に、ボケ防止には最高の予防策だ。

「おばあちゃんの原宿」と呼ばれている東京・巣鴨のカラオケ屋さんは、予約をしなければ入れないそうである。また、カラオケ教室なるものが誕生して、プロが歌を教えてくれる。

若い人はともかく、高齢者に歌う楽しみを与えてくれたカラオケには、老人病院の院長としても、深く感謝したい。

たしかに、高齢者があれだけ自己改革ができ、客に拍手される場を持つことは、カラオケ以外にはないだろう。

間違いなく、カラオケは認知症の予防になる。

カラオケがさらにいいのは、新曲を学ぶことで脳が刺激され、**新曲に挑戦する「意欲」が、高齢者をボケから守る**のだ。

目立ちたい、人にほめられたい。そのために、新曲をマスターする。

カラオケは、まさに、認知症の特効薬と言える。

以上がぜひとも身につけたい三つの習慣だが、これ以外にも私がお勧めしたい習慣が四つある。いずれも脳を活性化し、認知症を予防するための生活習慣なので、余裕のある人は、こちらも加えた「七つの習慣」を身につけていただきたい。

これもプラスすれば、絶対ボケない「七つの習慣」

4　本や新聞を読む

かなりの高齢者になっても、まったくボケていない人の日常生活で意外な共通点は、本や新聞をよく読んでいることだった。

多くの女性は新聞を読むのでも、政治経済欄は飛ばして読んでいるが、意外にも朝日新聞の「天声人語」のようなコラム、あるいは「声」といった読書欄などを熱心に読んでいるのには驚いた。

ボケないためには、それで十分だ。できれば、声を出して読むと、認知症予防につながること請け合いである。

5　料理をする

いま、私の病院でボケて入院している「おばあちゃん」たちに共通していることがある。それは、自分が作ることができる料理メニューの少なさである。

私は以前から「30種類以上料理ができない女性はボケやすい」と言ってきた。ごはん、みそ汁、芋の煮っころがし、焼き魚、煮魚、卵焼き、ラーメン、そば、カレーライス、チャーハン……。

こんな感じで、ひと昔前の「おばあちゃん」たちは、30種類以上の料理を作ったことなどなかった。もちろん、私の病院に入院しているおばあちゃんたちがボケた理由が料理だけにあると言うつもりはないが、実は、料理というのは、最高のボケ防止策であることは間違いない。

なぜなら、料理のなかに、脳の血流を良くする条件が揃っているのだ。

「今日は何にしようか」とメニューを考える。材料を考え、買い物に行く。そして、いざ料理をはじめたら、味付けに注意を払い、煮たり焼いたりの火加減や時間に注意を払い、盛り付けに注意を払う。そして、食べてもらって「おいしい」と言ってもらえば、それが喜びになる。

つまり、料理をしているときは、脳内に常に血流が勢いよく流れる条件ばかり。認知症になっている暇などないのだ。

もちろん、これは女性にかぎらない。認知症予防のために「男子、厨房に入るべし」である。

6　バスや電車に乗る

私の病院の隣にある「サ高住」に住んでいる人たちは、散歩だけでなく、昼間よく外に出かける。

私の病院は横浜まで25分、東京まで電車で約1時間の通勤圏にあるが、朝のラッシュが終わった午前十時頃、横浜や東京に出かけるお年寄りが多い。

先ほどの「人に会いに行く」のも「お出かけ」だが、こういう「お出かけ」もまた、「絶対ボケない生活」のためには良い習慣だ。

近所に買い物に行くなどとは違い、横浜や東京に出かけるのだから、それなりの身なりも整えるし、駅に行けば、時刻表も見なければいけないし、ホームも間違えられない。もちろん降りる駅も、駅の出口も探さなければいけない。こうしたマイルドな緊張感が、実は脳の活性化を促しているのだ。

ただし、毎回よく知っている駅や停留所で降りて、よく知っている町を歩いていては考えないので、脳が活性化しない。会社に通っていたときと同じ路線の電車に乗るとしても、会社とは逆の方向に行ってみるとか、バスなら降りたことのない停留所で降りて、見知らぬ町を散策してみるなどすることをお勧めする。

歴史が好きな人なら、毎回違う町に行って歴史散歩を楽しむ。食べることが好きな人なら、毎回違う駅で降りて入ったことのないおいしそうな店に入ってみるとかすればいいだろう。

「出かけるのは億劫《おっくう》だし、旅行も疲れるから行きたくない。家にいてゴロ寝が一番」などとは、まさか思っていないだろうが、もし、そんな気持ちが起こり始めたら、認知症が待っていると思っていいかもしれない。

7　恋心を持つ

さあ、先ほどの三つの習慣のアドバイスにしたがって、あなたが地域のサークルに入ったとしよう。

突然、あなたの前にこれまでになかった新鮮な世界が広がる。それは、地域の異性たちと行動を共にすることで、親しくなるからである。

そういうところへ参加している異性はだいたい社交的だから、新人のあなたにもわからないことをやさしく教えてくれるだろう。あなたも一生懸命やれば、みんなから認められて、やがて、頼りにされるようになる。

やがて、そのサークルの異性の一人にあなたは恋心を抱くかもしれない。「いい歳をして、そんなことにはなりませんよ」と言うなかれ。そう、この恋心、実はこれが「絶対ボケない生活」の決定打となるキーワードかもしれないのだ。

異性を好きなった経験は誰でもあるだろう。そのときのことを思い出してみればいい。好きな異性に会うとなれば、身なりも考える。女性なら化粧にもこだわるだろうし、男性なら清潔にしようと思うだろう。

そして、さまざまな楽しみを考える。ただ会って会話するだけでもときめきがあるはずだ。疑似恋愛がはじまるかもしれない。

こうなれば脳が活性化するのは当然。認知症などになっている暇はない。「恋心が絶対ボケない生活のキーワード」と言ったのも、おわかりだろう。

ボケない最後の切り札、それは「生きがい」

この章の最後に、中国人の話をしよう。

中国人の老後の生活には、私たちが見習うべきことがたくさんある。

中国人は、若いうちは夫婦で共働きする家庭が普通だそうだ。子供が何人いようとも、夫婦で働く。

子供はどうするかと言うと、その夫婦の親が育てる。つまり、子供を親が育てないで、祖父母が育てるという。だからと言って、三世代同居とはかぎらない。

と、いうことは、祖父母は子供を責任を持って育てるということだ。生まれた子供が三、四歳になると、子供の食事の世話やしつけから教育まで、祖父母が親からすべてまかされる。だから、母親も心おきなく、働くことができる。こうして、若夫婦は教育資金を稼ぎ、老後のための蓄えをするのだ。

ここに、私はひとつのヒントを得た。

つまり、中国人の祖父母の気持ちが重要なのだ。どんなに古くからのしきたりとはいえ、孫を預かり、立派な人間に育てるというのは大変な責任だ。いい加減には育てられない。そのためには、忙しく働いている両親のかわりに、厳しいしつけもしなければならない。

ただ、かわいいだけでは済まないのだから。

さらには、家に孫がいるだけで、老夫婦は生きる希望も生まれるし、家庭も明るくなる。

これまでの長い人生の経験を生かして、孫を立派に育てあげることで、息子夫婦、あるいは娘夫婦に感謝される。ボケている暇など、まったくないのだ。

これが、老後の「生きがい」でなくてなんだろう。

日本では、老年期に入るということは、すべて「失う」ことにつながる。会社での地位を失い、体力、知力が衰え、夫婦の愛情が希薄になり、やがて財産が減り、配偶者を失う。

それに比べて、先の中国人の「得る」という老後がいかに素晴らしいか、孫を育てるという事実だけでもよくわかる。

私はここまで、「将来、ボケないためには、いま何をしたらいいか」について書いてきた。それぞれ、認知症予防に役立つことをすべて書き起こしたと思うが、書きながら、何かひとつ、すべてに共通する「お題目」のようなものに欠けているように思えてならなかった。

私は、中国人の話を知人から聞いた時、まさに目から鱗《うろこ》であった。

老後に一番大切なことは「生きがい」だということに気がついたのである。

やがて、私にも老後がやってくる。

しかし、私は決して医師をリタイアしない、と心に決めた。私の医師としての知識が、技術が、多くの人に役に立つかぎり、ずっと診察を続けていきたいからだ。

そして、その情熱が失われないかぎり、私はボケないだろう。いや、ボケてはいけないのだ。

「生きがい」は「喜びを得る」こと。

なんでもいい。人が喜んでくれること、人のためになること、それを「生きがい」にして生きれば、認知症など怖くないということに、ぜひ、気がついてほしい。

第5章

もし、家族が認知症になってしまったら

認知症の初期症状を見逃すな

この本のなかで、私は、ここまで、認知症は「進行性」の病気であることを力説した。そのことをもう一度、あなたに強く訴えたい。

なぜなら、この病気は進行しだしたら、もう決して元には戻れないからである。

ということは、何としても、初期の段階でストップさせなければならない。しかし、認知症になった人たちは、当然、そのことに気づかない。

他の病気のように、「胃が痛い」とか「胸が苦しい」などと訴えることもない。何も言わないまま、日常生活を送っていて、気がついた時には、完全に認知症になっているというケースが多々見られるのだ。こういうケースが圧倒的に多い。

だから、家族が気をつけていなければならない。

いわば、認知症患者に対する家族の責任も重いのである。

逆に言うと、おじいちゃんやおばあちゃんの認知症の初期段階に家族が気がついて、その対応さえ間違わなければ、初期の初期ならば、治る場合もなきにしもあらず。また、**進行さえ食い止めれば、ずっと初期のまま、一生を終えることも可能**なのだ。

最初にはっきり言っておくが、さっき食事が済んだのに、おばあちゃんが「ごはん、まだかね」と言ったら、それは初期症状ではない。それはもう完全な認知症で、いわば、すでにおばあちゃんは、ボケのトンネルの奥深く進んでいる状態だと考えていいだろう。

また、自分の部屋にいるのに、「家へ帰る」と言いだすのも、もう手遅れだ。

ところが、多くの家族は、この段階で心配そうな顔で相談に来る。

私が症状を聞き、「完全に手遅れです」と言うと、茫然《ぼうぜん》とする人が多いが、事実、そうなのだから、他に言いようがない。

彼らは、急に「おばあちゃんが、変なことを言い出した」と思っているのだ。そんなことはない。決して「急に」ではない。

おばあちゃんは、その前に口にこそ出さないが、「私はおかしくなっています。このままでは危ないですよ」という認知症のサインをちゃんと出している。

それに気づいていなかった。つまり、家族は、認知症の初期症状を見逃していたということになる。

私が「こんなことはありませんでしたか」と家族の方に聞くと、必ず「ああ、そう言えば……」と悲しそうに言う。

後悔先に立たず。家族は、おばあちゃんの介護と向き合うしかなくなるのである。しかも、それは数年から十数年の長きに及ぶ。

認知症外来をしていると、そんな例は枚挙にいとまがない。

私から言わせれば、実に多くの家族が、こんな大事なボケの初期症状を見逃しているのだ。いつも判で押したように、「ああ、そう言えば……」である。

なぜ、家族はそれほど、初期症状を見逃してしまうのか。

それは、それぞれの家族のそうした「失敗した体験」が一度か、多くても二度で済んでしまっているからである。

つまり、自分の親がたとえボケて苦労をしても、亡くなってしまえば、それで終わりだからである。だから、「ああ、そう言えば……」の体験が、世の中の多くの人に伝わらないのだ。

誰もが、「あの時、こうしてやれば……」と、見逃してから気づき、反省する。その繰り返しである。

そこで、「これが認知症の初期症状だ」という、いわゆる「ボケの入口」を改めてここに書き出しておくので、お年寄りを抱えている家族は、「絶対、見逃さない」という強い気持ちを持って読んでほしい。

さらに言えば、**過去にそうした経験をしたことがある人は、「『ごはん、まだか』は、完全に手遅れだ」ということを、ぜひ、高齢者を持つ他の家族に伝えてほしい**と切に願う。

そうしなければ、「ああ、そう言えば……」が延々と繰り返され、お年寄りの認知症の進行が止まらないからである。

では、認知症の初期症状について、次にわかりやすく解説しよう。

これが認知症の初期症状だ！

◆同じことを何度も聞く

たとえば、ある朝、おばあちゃんが嫁に、「今日は病院に行く日だったかね」と聞いたとしよう。嫁は、「病院は火曜日、今日は月曜日でしょ」と言う。

これは別におかしくない。おばあちゃんの単なるカンちがいかもしれない。普通なら「ああ、そう、今日は月曜日ね。じゃあ、明日ね」で済む会話である。

ところが、これが、また三〇分も経たないうちに、おばあちゃんがノコノコやってきて、

「今日、病院に行かなくてもいいのかね」と言い出したら、認知症の初期症状だと確信していい。

「明日、明日！　病院はあ・し・た！」

だいたい、こんな対応をすることが多いだろう。ここで最初の対応のミスが起こっていることに、誰も気がつかない。

実は、この時に、嫁をはじめとした家族は「あっ、おばあちゃんはボケはじめた！」と気がつくことが大切なのだ。

（あっ、おばあちゃんが危ない！）

そして、決してあわてたり、怒ったりすることなく、カレンダーに病院に行く日に赤く印をつけてあげ、ゆっくりと「今日は、この日ですよ。だから、明日が病院に行く日ね」とやさしく教えてあげる。

できれば、前章で紹介したようなカレンダーに、最初から病院に行く日を書きこんでおけばいいのだ。

さらに、それだけでなく、この朝を境にして、日記のように、今日楽しかったことや悲しかったことを書きこむ癖をつけてあげたり、毎日、昔話を聞いてあげたりして、おばあちゃんの脳を活性化してあげる努力を怠らなければ、認知症の進行をからくも止めることができるかもしれない。

そのまま放っておいたり、「何言ってるのよ、さっき言ったでしょ、明日だって！」と大声で怒鳴ったりしたら、すぐに「ごはん、まだかね」になることを肝に銘じておいてほしい。認知症はすばやい進行性の病気なのだから。

◆いつも何かを探している

これは、女性特有の初期症状である。

たとえば、いつも部屋で静かに好きな番組を見ていたおばあちゃんが、今日にかぎってテレビには目もくれず、妙に落ち着かない。キョロキョロと何かを探しているようだ。

「おばあちゃん、どうしたの？」

「ここにあった私のおまんじゅうがなくなってしまったんだよ」

おまんじゅうがあったのは、昨日なのに、おばあちゃんは錯覚しているのだ。

食べ物に限らず、いつも何かを探しているようになるのは、女性特有の認知症の初期症状だと言って過言ではない。また、なかには、なんでもかんでもタンスや押し入れにしまいこんでしまうこともある。

この症状を、私は女性の「ごちゃごちゃボケ」と言っている。

こういう時も怒ってはいけない。

そこにおまんじゅうがあったのは昨日だとわかっていても、あくまでもやさしく、「どこに隠れちゃったんでしょ、おまんじゅう。昨日はそこにあったのにね」と、いっしょに探してあげることが大切である。

「ああ、あれは昨日だった？　いやだ、あたし、ボケてきたわね」などと、おばあちゃんが言ってくれたら笑い話になるが、そう言ってくれなくても、「おばあちゃん、おまんじゅうを食べたいの？」などと言って、新たに持ってきてあげるぐらいの気持ちで対応してほしい。

そして、ついでにいろいろなことを質問する。

「おばあちゃん、子供の頃、紅白のおまんじゅうとか学校でもらわなかった？」

「ああ、紀元節にね、学校に行くと、くれたよ」

「紀元節って、なんか歌があるよね。くーもにそびゆるー高千穂のー」

これで、おばあちゃんの脳が、探し物から別の記憶に移り、動き出したら、とりあえずピンチを脱出したと思っていい。そして、子供時代の話を続けること。そうなれば、もうおまんじゅうから頭が離れるからだ。

そうすれば、いったんショートしていた血流がまた脳にめぐりはじめるので、これを機会に、昔の思い出話を聞き続ければいいということになる。これを**「回想法」**と呼ぶ。

とにかく放っておかないこと。

この「何かを探している状態」を放っておくと、必ずと言っていいほど、厄介な「盗まれ妄想」に進行していく。

そうなったら、大変だ。

やがて完全な認知症になって、「嫁が私の財布を盗んだ！」と隣り近所に言いふらしかねないから、この段階もおろそかにできないというわけである。

◆なんだかぼんやりしていることが多くなった

認知症の初期症状のなかで、一番見逃しやすいのが、お年寄りが部屋のなかで、何をするのでもなく、ただぼんやりと座っていることだ。

静かにしているのだから、それでいいんだろうと家族は考えがちだが、実は、この瞬間、お年寄りがボケの入口にたたずんでいることが多いのだ。

たとえば、お年寄りの部屋をのぞいたら、いつもなら見ないテレビ番組を見ている。

「へえ、こんな番組も見るんだ」と思って部屋を出てはいけない。前の番組が終わっても、チャンネルをずっと替えていないかもしれないからだ。

したがって、これも放っておいてはいけない。

「おじいちゃん、どうしたの？ おもしろい？」などと声をかけてあげてほしい。

ハッと我に返り、「いや、なんだ、この番組は」と言って、チャンネルを替えたら、セーフ。

反応もなく、ぼんやりすることが長く続けば、危険だ。

では、なぜ、このお年寄りはぼんやりしているのだろうか。

理由は、いろいろ考えられる。

たとえば、これまでよく外に出かけていった人が、誰かに何か言われ、出なくなった可能性もある。

（年寄りのくせに、何言ってるのよ）

そう言われたら、失望する。

それだけでなく、仲のよかった人が病気で入院してしまったり、亡くなったりすると、普通の人だって、かなり落ち込む。

また、家族に「もう、うるさいなあ。おじいちゃんの時代は終わったんだから、黙っててよ」と言われて、がっかりしてしまったのかもしれない。

（長く生きすぎてしまったなぁ……早くお迎えが来ないかなぁ……）

そう思っているのかもしれない。

お年寄りが元気がない。ただ、ぼんやりしている。

この場合、むずかしいのは、「老人性うつ病」の場合があるからである。

うつ病はご存知の通り、十代から八十代まで誰でもかかる病気である。そして、**認知症の初期の症状と、うつ病の症状は大変によく似ている。**

私の病院の認知症外来では、その場合、抗うつ剤、あるいは精神安定剤を処方して、しばらく様子を見るようにしている。それで、劇的に明るくなったら「うつ病」だったことがわかる。

だから、かかりつけ医に診てもらうのも、ひとつの手かもしれない。

元気がないので、仲のよい親戚に来てもらったら、ワイワイ、話が弾んだらそれでいいし、それに、来客があると知って、着替えをしたりするようであれば、それほど心配はないかもしれない。

◆好きなことをしなくなった

お年寄りに認知症が忍び寄ると、それまで好きでしていたことをしなくなる傾向があるから、これも、家族は見逃さないようにしてほしい。

たとえば、旅行が好きだった人が、仲間から誘われても、さまざまな理由をつけて断るようになったり、風呂好きだった人が入浴をしなくなったりすることがそれだ。

理由は、だいたいの場合「面倒くさい」である。

もともとずぼらな人ならそれでもいいが、よく出かけていた人やきれい好きだった人がそうでなくなった時があれば、そうなると、要注意。

この時に、普通、家族は「まあ、年寄りだから、疲れたのだろう」とか「垢《あか》で死なないから」などと簡単に思ってはいけない。

認知症の初期症状が起こっている可能性が高いからだ。

こういう場面に出くわしたら、積極的に声をかけて、旅行好きだったら、ドライブに誘うのもいいし、風呂好きなら、孫といっしょの温泉旅行などもいい。

多くのお年寄りは、「家族に迷惑をかけたくない」と思っている。だから、自分のほうから、「こうしてほしい」と言い出せないまま、うつ状態に入り、それによって、それまで好きだったことまでしなくなるのだ。

こうしたお年寄りの「意欲」の喪失を見逃してしまうと、いつの間にか、お年寄りは本格的な認知症の世界に足を踏み入れてしまうのである。

◆得意な料理の味付けが変わった

ここまでは、どちらかと言うと、息子夫婦や娘夫婦に対して「おじいちゃんやおばあちゃんの変化に気づいてほしい」ということが多かったが、なかには、配偶者だからこそ、気づくこともある。

たとえば、ある日を境に、奥さんがつくる料理の味付けが変わったのがわかるのは、いつも奥さんの料理を食べつけているご主人だろう。

「あれ？　今日の味噌汁はばかにうすいな」

「なんだ、この肉ジャガ、甘すぎて食べられないよ」

「おいおい、この煮付け、しょっからいよ」

こんな味の変化に気づいたご主人に対して、奥さんが、

「あら、ごめんなさい、味噌がなかったの」

「わかった？　よそ見してたら、砂糖を入れすぎちゃった」

「やっぱり？　醤油が多すぎたのかしら」

などと答えてくれたら、何より安心だが、

「昔から同じよ、あなたの舌がおかしいんじゃないの」

と言ったら、危険信号だ。奥さんの頭のなかがモヤモヤして、集中力が欠けている証拠だからだ。

料理の手順は覚えていても、細かいことに気がまわらなくなる。当然、味付けが変わってくる、というわけだ。

こんな時、ご主人はあまり文句を言わないほうがいい。もし、ご主人が「何やってるんだ、こんなの食えるか」などと怒鳴ったら、奥さんは自信を失い、ボケに向かって一直線に進んでいくことだろう。

もし、奥さんの手料理の味がおかしいと思ったら、ご主人は積極的に台所に立ち、味見

をしながら、ふたりで料理をつくるようにしてほしい。

そして、「明日、何をつくって食べようか」などと献立をふたりで考えるようになれば、奥さんの味が元に戻らないともかぎらない。

それをどなったり、怒ったりすると、奥さんはさらに自信を失い、やがては火のつけっぱなしや水の出しっぱなしへと進んで、手がつけられなくなることを覚悟しておいてほしい。

◆よく眠れないと訴える

人間はやはり、夜、眠るようにできている動物らしい。

だが、年をとってくると、どうしても朝早く目が覚めてしまうようである。

同じ早いのでも、朝の五時ならまだいいが、午前二時頃目が覚めてしまうと、不安になりなかなか再び眠れない分、イライラしてくるようだ。

私の病院でも、深夜は看護師の数も少ないので、その時間にナースコールをいくつもされると、大変である。

若い人なら、ラジオやテレビの深夜番組を聴いたり、見たりすればいいのだが、お年寄りはそうはいかない。

老夫婦ふたり暮らしの場合、「この頃、よく眠れない」と配偶者が言い出したら、「どうぞ、電気をつけてもいいですよ」と、ちょっと気を配ってあげよう。電気があれば、本も読めるし、読めば、また眠くなるからだ。

それを放っておくと、不安感、恐怖感が増幅して、妄想が起こりやすくなる。かかりつけ医に話して、精神安定剤をもらうのも手だが、これも癖になりやすいから、なるべくなら常用はしないほうがいい。

こういう時は、昼間になるべく外に連れ出し、散歩や軽い運動をさせると、心地よい疲労感からぐっすりと眠ることができるし、お酒の好きなご主人なら、寝酒を少々飲ませるのも効果的だ。

ちなみに、私の病院では、よほどのことがないかぎり、「酒が飲みたい」と訴える患者さんがいたら、私自らがベッドに出向き、「何を飲みますか。日本酒、焼酎、ウイスキー？」と注文を受けたりする。

そして、院長室に置きっぱなしになっているお中元やお歳暮でいただいた酒類を、よほどの病気でないかぎり、ほしいと訴える患者さんに飲ませてあげている。

「そんなことして、いいんですか？」

とよく聞かれるが、お年寄りが飲みたいものが飲めないストレスは、かなり効果的だと思うが、どうだろう。

◆おしゃれに無頓着になった

女性は基本的におしゃれである。高齢者になっても、人前に出る時は、化粧をしたり、洋服に気を配る人が多い。

もちろん、そんなことに無頓着な人もいるかもしれないが、それまでに外出する時に必ずお化粧をしていた人がしなくなった場合も、認知症の初期症状である。特に、傍目《はため》からも、おしゃれな人だと言われていた人がどうでもいい格好をしはじめたら危険だ。

なぜ、それが認知症と関連するのか。

これは、他人の目を意識する気持ちがなくなってしまったか、そうした意欲が薄れてきたかのどちらかだと思われるからだ。だとしたら、かなりボケの入口にたたずんでいると言って間違いはないだろう。

その原因もいろいろ考えられる。

たとえば、友だちとのいさかい、失望、開き直り、あきらめなどいろいろあるが、この場合、配偶者や家族にお願いしたいのは、いっしょの外出である。

親しい人の家、おいしいレストラン、お祭り、映画、寄席など、他人の目のある場所にいっしょに出かけてほしい。孫の結婚式などあれば、いい機会だ。

ただし、お年寄りを無理やり連れ出すのではなく、お年寄りが「そこならいっしょに出かけてもいい」と思われる場所を選んで、誘ってみてほしい。

カラオケが好きなお年寄りだったら、家族で出かけるのもいい。とにかく、どこでもいいから、**「他人の目にふれる」ところに早い段階で連れ出してあげれば、認知症はそれ以上、進行しない**からである。

◆それまでできていたことが、できなくなった

ここまで説明してきて、すでにおわかりになった人も多いと思うが、お年寄りの認知症は、「なんだかおかしいな」と本人が漠然とした不安感を感じることからはじまる。

この段階で、本人が配偶者や家族に、「なんだか頭がもやもやして変だよ」と訴えればいいのだが、多くの場合、そうした不安を抱えたまま、誰にも告げない。

そして、「おかしい」と思いながら、日常生活のなかで次第に生きる意欲を失い、やがて家族が気がついた時には、本格的なボケの状態に陥ってしまっているというケースが圧倒的に多いのである。

たとえば、ある日、おじいちゃんがいつものように、暖房をつけようとリモコンのスイッチを押したが、まったくエアコンが機能しなかった。なぜなら、おじいちゃんが手にしていたのは、テレビのリモコンだったからだ。

こんな時のおじいちゃんの頭のなかを想像してほしい。

(とうとう俺は、エアコンもつけられなくなったか……)

そう思ったら、かなり落ち込んでしまう。その失望感は、私たちが考える以上だと思ってあげてほしい。そうなれば、考えは悪いほう悪いほうへと向かっていくことは、もうおわかりだろう。

実は、ここがボケの入口なのだ。

家族や配偶者にとって、このおじいちゃんの気持ちに気がつくかどうか、ここが肝心だ。

「あれ、おじいちゃん、こんなに寒いのに、どうして暖房を入れないの？」

「これがエアコンのリモコンだよ。ここに置いておくからね」

「ここ、押してみて。ほら、暖房がついた！」

というように、**家族や配偶者に本人の自信を取り戻させることができれば、たとえ、ボケの入口にたたずんでいようと、そのままの段階でいられる**のだ。

お年寄りの誇りと自信。これをみんなで守ってあげたい。

◆「おもらし」は叱っても治らない

お年寄りの誇りと自信は、大変に壊れやすい。まるでガラス細工のようだと私は思う。

たとえば、まさかと思ったわずか一回の「失禁」で、自信を失い、ボケるケースもあるくらいだ。

年をとってくると、くしゃみで思わずもらしてしまったり、また、尿意を感じてトイレに行くまでに間に合わなくなるなど、種々の排尿障害が起きてくる。

それらは「おもらし」。すなわち「失禁」と総称される。

「失禁」の原因には、いろいろあるが、脳神経系の病気や脳卒中の後遺症で起こる「失禁」は、ある程度あきらめざるを得ないが、実は、心理的・環境的なものが原因となっていることが少なくないのだ。

この心理的・環境的原因が、認知症を誘発するとも言われている。

具体的に書こう。

「失禁」はどんな人でも「それだけは避けたい」と思っている。そのために、思いもかけない「失禁」が起こった時、なにより当人の自尊心は傷つき、衝撃を受ける。

その時に、家族や配偶者が叱ったら、どうなるか――。

ここではっきりと述べておくが、「失禁」は叱っても治らない。それどころか、むしろ、悪化してしまう。

では、家族はどうしたらいいか。

「失禁するぐらい、長生きをしたんだなぁ」と思ってあげることからはじめよう。

そして、「失禁」の原因を考え、「失禁」の起こらないように工夫をすること。それが一番大切なことだ。

たとえば、一定時間ごとにトイレに行くようにさせたり、ベッドの脇にポータブルのトイレを用意したり、脱ぎやすい衣類にしたり、考えられることはたくさんある。

ただし、**オムツはいけない**。やがて、オムツ生活にはなるにしても、「失禁」即オムツは、絶対NO！である。

なぜなら、それによって、老人の排泄感覚や括約筋のコントロール、トイレに対する常識などをすべて、オムツが奪ってしまうからだ。

きちんとトイレに行くこと、これだって十分な認知症予防なのだから。

◆「以前とちょっと変わったな」と思われる

ここまで、さまざまな認知症の初期症状を探ってきた。

これらをまとめると、「以前のその人とちょっと変わったな」と思われる時、その瞬間がボケの初期だと考えていいだろう。

特に高齢者に「なんだか性格が変わったようだ」と感じた時は、気をつけてほしい。おおらかで明るかったお年寄りが、寡黙《かもく》になった。きれい好きだったおばあちゃんが、無頓着《むとんちゃく》になった。元気だった高齢者が病気でもないのに、ベッドから起きなくなった。好きでよくしていた趣味をまったくしなくなった……などが認知症のサインだと思っていいだろう。

私の認知症外来を訪れる多くの家族は、その段階を軽く見落としてしまっていた。聞いてみると、「年をとったから、面倒になったんだろう」、「もう飽きたんだよ」、「疲れるんじゃないか」など、勝手な解釈をしていた、と言う。

そして放っておいたために、完全な認知症になってはじめて気づいたわけである。

ボケの初期段階の対応がうまくできていれば、ボケなかったお年寄りがいたことを考え合わせると、なんとしても、この**ボケの初期症状を見逃さないことを多くの家族に望みたい**と思う。

お年寄りがボケの入口にいても、日常生活に不自由することなく、家族に迷惑をかけることなく一生を終えられれば、それはそれでいいのだから。

ボケは、火事で言えば、ボヤの段階で消火する。そのための「観察力」を、つれあいをはじめ、家族ひとりひとりが養っておいてほしいものだ。

ボケた人は、頭のなかでこう思っている

しかし、すでにボケてしまった人を持つ家族は大変に多い。

では、そうした家族は、どうしたらいいかについて、最後に書いておこう。

その基本は、ボケた人の頭のなかを理解することである。

私は職業柄、ボケた人の気持ちになって、「ボケた人はいったい何を思っているのだろうか」、あれこれ想像し、私がもしボケたらこうしてほしいということを『フレディの遺言』(朝日新聞出版)にまとめてみたので、参考にしてほしい。

では、なぜ、ボケた人の頭のなかを想像するかと言うと、ボケた人の頭のなかを真剣に考えてあげることによって、その気持ちがわかり、正しい対応ができると思ったからだ。

そして、正しい対応ができれば、介護する私たちもかなり楽になり、ひいてはお年寄りのボケのさらなる進行を食い止めることもできるのではないか、と考えたからだ。

もちろん、勝手な想像ではない。

私が長い間、ボケた人の言動を見聞きして気づいたことがそのもとにあるからだ。

私が考える「ボケた人の頭のなか」は、こうなっている。

まず、ボケはじめは、「混乱」が生じている。

「あれ、おかしいな」

「どうしたんだろう、急にわからなくなってしまった」

こうした経験は、私たちが旅先で目覚めた時や、酔い潰《つぶ》れて目覚める時によくある。もちろん、私たちはすぐに元に戻るが、ボケた人はその状態が長く続くと考えたらいい。

しかも、目の前にいる人は、見覚えがあるが、誰かわからない。

「どうしたんだろう……ここはどこだろう」

子供時代に親とはぐれて迷子になった時の不安な気分と同じだ。

そうなると、当然、気持ちも安定しない。その気持ち悪い気分をコントロールできないから、イライラも生じる。何かしようにも、うまくできそうにもないし、まして、外に出かけることも怖くてできない。

おなかがすいた。まだ、ごはんをもらっていない気がする。とりあえず、何か食べよう。

台所に行き、思わずそこにいる人に聞いてみる。誰だかわからないが、この家の人らしい。

「ごはん、まだかねえ」

すると、ものすごい声で「何、言ってるの、さっき食べたでしょ！」とどなられる。

（食べていないのになぁ……ああ、怖い、ここは怖い家だ）

顔を真っ赤にして怒る女の人がいる。この家にはいられない。すぐに、自分の家に帰らなければ。おかあさんが心配しているはずだ。

早くこの家を出なければ……。でも、私の荷物を持っていかなければ。私の荷物、私の荷物……財布がない、大事な財布が……探さなければ……どこにあるんだろう？

あっ、またあの怖い女の人が来た。

「なに、探しているのよ、お母さん！」

おかあさん？　誰が……。私は、お母さんじゃない。きっと、この人が私の財布を盗んだにちがいない。泥棒だ、この人は泥棒だ。

もう、この家を出なければ、出なければ……。

おわかりだろうか。この「混乱」。

実は、ボケた人の頭のなかは、ものすごい不安感に苛《さいな》まれていると思う。だから、そこで、**大声でどなると、さらに恐怖感が加わって、ひたすら引きこもるか、別の行動を起こす**。つまり、ボケが一気に進行するわけである。

こうした時に、自分が長く住んでいた家ならば、柱のきずや台所の鍋釜、あるいは近所の人の顔から記憶を取り戻し、「ああ、ここは私の家だ」と安堵し、あの怖い女性は、自分の嫁だったとわかるのである。

認知症になった人をどう介護したらいいか

ボケた人の頭のなかを少し、おわかりになっただろうか。

人間は「理性」と「感情」で、すべてのことを判断する動物である。しかし、ボケた人は、ボケたことによる「大きな記憶障害」によって、「理性」と「感情」のうちの「理性」の部分が弱くなっている状態なのだ。

言い換えれば、常識や論理、理屈や計算といった「理性」が脳から剥《は》がれ落ちはじめた状態だと考えればわかりやすいかもしれない。

ということは、娘が母に「しっかりして！」とどんなにどなっても、注意しても、叱咤《しった》激励しても、「理性」が剥がれているから、ボケた母にはなぜ怒られているのかわからない。日本語もわからない。怒っている人もわからない。そこには、ただ、「ああ、怖い」という恐怖の「感情」しか存在しないのである。

つまり、ボケた人をどなっても、叱っても、なんの意味もないどころか、恐怖感を与えているだけなのだ。

私の病院では、スタッフは笑顔を欠かさない。「〇〇さん、おはよう」と笑顔で語りかける。もちろん、いまが朝だか夜だかわからなくても、**とにかく「笑顔の人」、「やさしい人」が来てくれたことがボケた人にはうれしい**のだ。

これが、介護には重要だと私は思う。なぜなら、そうしたことが患者さんの情緒の安定につながるからだ。情緒が安定するということは、それ以上、進行しないということだ。

具体的にどうするのか。

代表的な「ごはん、まだか」事件、「嫁が金を盗んだ」事件、「家に帰る事件」に対する家族の正しい対応を書いておこう。

◆「ごはん、まだか」事件

おばあちゃんが、三〇分前に食べた食事を忘れて、「ごはん、まだかね」と言ってきた時には、「さっき食べたでしょ!」と怒ってはいけないことは、すでにおわかりだと思う。

私の病院では、こういう時は「ごめんね、いま、ごはん炊いてるの。おなかすいてたら、これでも食べてて。おいしいから」と、半分にちぎったパンをあげる。

もともと食事はしているのだから、それで満足するし、「ごはん、炊けた?」とは絶対、言ってこない。

なぜなら、先の「ボケた人の頭のなか」の例でもわかるように、もうそのことはすっかり忘れているからである。

つまり、**おばあちゃんがいま何を考えているかを想像し、先回りをする**わけだ。

それをしないで、「さっき、食べたでしょ！」を連発すると、近所に言いふらされかねない。「うちの嫁は、私にごはんもくれない鬼だ、鬼嫁じゃ」と。

◆「嫁が金を盗んだ」事件

これも、介護をしている嫁にとってみれば、とんでもない話だ。

「人聞きの悪いこと言わないで！　私が盗むわけないでしょ！」とどなりたいのはよくわかる。

しかし、先のおばあちゃんの頭のなかの説明でわかったと思うが、とにかく「この家には泥棒がいる」と思いこんでしまっているのだから、どなっても何も解決しない。何しろ、「理性」が剥がれ落ちているのだから。

こういう時は、どうしたらいいか。

長男でもいい、長女でもいい。とにかくボケた人が信用している人の名前を出し、「〇

○さんが帰ってきたら、いっしょに探してもらいましょうね」と言って、安心させることが大切だ。
もちろん、ボケた人はしばらくすれば言ったことも忘れてしまうから、探す必要もない。

◆「家に帰る事件」

これも、大変に多い。

この時に、出られないようにと玄関のカギをかける人がいるが、これは最悪である。ボケたお年寄りは、カギをかけられたことによって、監禁されたと思いこみ、ますます恐怖感をつのらせるからである。

こういう時は、「ああ、家に帰りたいの。じゃあ、いっしょに行きましょう」と言って、家のまわりを一周して、それから家に戻るのがいい。

「はい、着いたわよ」と言えば、同じ場所でも本人はすでに忘れているから、「ああ、家に帰ったんだ」と安心し、いったん、この問題は解決する。

困るのは、「家に帰る」と言わないで、家を出て行く。いわゆる「徘徊」だ。

この場合は、近所の人や派出所の協力が必要である。「お宅のおばあちゃん、うちの近くにいるわよ」と連絡があるからだ。

先日も、「うちのおばあちゃん、パトカーに乗せられて帰ってきた」と楽しそうに話してくれる家族がいたが、笑い話で終われればいいが、と祈るしかない。

手に負えなくなったら、ひとりで背負わない

しかし、「ごはん、まだか」とか、「嫁が盗んだ」などという認知症は、日常生活にそれほど支障がなければいいとしよう。ところが、認知症の恐ろしさは、そこにとどまらない。「ひどい徘徊」、「排泄物をこねる」、「暴れる」、「火の不始末」などといった日常生活に差し支えがあるところまで、人によっては進行する。

そんな時は、どうしたらいいだろうか。

私は、そうした介護を家庭でみるのは、むずかしいと思う。冒頭の清水由貴子さんのような悲劇が必ず待ち受けているからだ。

なぜなら、完全にボケてしまった人は、ボケる前の人とは別人格なのだ。それを、**昔のお母さんやお父さんだと思うから、介護はつらいのだ。**ボケた母親を娘がみるのは、美し

い話だが、母親のほうは、娘とわからないし、別の人格。そのうえ、なにもわからない。清水由貴子さんが追い詰められていったのは、母親だと信じてひとりでがんばったからだ。また、そういう風土が、昔の日本にはあった。だが、その考えは改めよう。わからなくなった時から、もう、母ではないのだ。

誰かの犠牲のうえの介護には、限界がある。だから、社会が支えていかなければならない。そのために、介護保険制度が誕生したのだが、まだまだ、うまく機能していない。公共の施設に入れたいが、どこも何万人待ちという状況だ。有料老人ホームに入れれば、経済的に大変だ。できたら、施設にも入れたくない。

では、どうしたらいいのか。

すでにボケてしまった人は、しかたがない。

問題は、私をはじめとした、これから十年後、二十年後に確実に高齢者になっていく人たちである。病気になることもあるだろう。突然、死ぬかもしれない。

しかし、もし、生きているかぎり、私たちが全員がボケなければ、どうだろう。

いまから十年後、二十年後、誰もボケていない社会、それは決して不可能ではない。そして、それは、何より意味がある。なぜなら、誰かがボケたことによって苦しむ家族が、どこにもいなくなるからである。

ボケない生活、ボケさせない社会――。

そのためにも、私が先頭に立って、この本を読んでくださった全員と、「今日から絶対ボケない生活をはじめよう！」とシュプレヒコールを上げたいと思っている。

絶対ボケない生活　増補改訂版

二〇一八年一二月一三日　第一版　第一刷

著　者……フレディ松川
発行者……後藤高志
発行所……株式会社　廣済堂出版
〒一〇一—〇〇五二　東京都千代田区神田小川町
二—三—一三　M&Cビル7F
電　話　〇三—六七〇三—〇九六四（編集）
〇三—六七〇三—〇九六二（販売）
FAX　〇三—六七〇三—〇九六三（販売）
振　替　〇〇一八〇—〇—一六四一三七
URL　http://www.kosaido-pub.co.jp

装　丁……盛川和洋
印刷所
製本所……株式会社　廣済堂

ISBN978-4-331-52204-2　C0295
©2018 Freddy Matsukawa　Printed in Japan
定価はカバーに表示してあります。
落丁・乱丁本はお取替えいたします。